医林怪杰张炳厚
医门防治肾病话养生

主编 赵文景 申子龙

U0340211

全国百佳图书出版单位
中国中医药出版社
·北 京·

图书在版编目（CIP）数据

医林怪杰张炳厚医门防治肾病话养生 / 赵文景，申子龙主编.—北京：中国中医药出版社，2024.8.
ISBN 978-7-5132-8850-7

Ⅰ.R256.5

中国国家版本馆CIP数据核字第2024MJ9525号

中国中医药出版社出版

北京经济技术开发区科创十三街 31 号院二区 8 号楼
邮政编码　100176
传真　010-64405721
三河市同力彩印有限公司印刷
各地新华书店经销

开本 880×1230　1/32　印张 6　字数 210 千字
2024 年 8 月第 1 版　2024 年 8 月第 1 次印刷
书号　ISBN 978 – 7 – 5132 – 8850– 7

定价　49.00 元
网址　www.cptcm.com

服 务 热 线　010-64405510
购 书 热 线　010-89535836
维 权 打 假　010-64405753

微信服务号　zgzyycbs
微商城网址　https://kdt.im/LIdUGr
官 方 微 博　http://e.weibo.com/cptcm
天猫旗舰店网址　https://zgzyycbs.tmall.com

如有印装质量问题请与本社出版部联系（010-64405510）

内容提要

　　本书为首都医科大学附属北京中医医院肾病科赵文景主任带领科室医护人员传承张炳厚教授学术思想和护肾养生保健的经验总结，理论联系临床，内容丰富，通俗易懂，可读性强。全书分中医护肾养生篇、肾脏病基础知识篇、透析人群防护篇、四季养生篇，适合注重养生保健的中医爱好者以及慢性肾脏病患者阅读，学习中医养生保健以及肾脏病防治知识。

编　委　会

前　言

　　张炳厚为首都医科大学附属北京中医医院主任医师、教授，博士研究生导师，第二、三、四批全国老中医药专家学术经验继承工作指导老师，第二届全国名中医，第三届首都国医名师。张炳厚教授理论基础扎实，临床经验丰富，学术造诣深厚，师从王绵之、刘渡舟、秦伯未、王文鼎、宋向元、祝谌予等名家，博采众长，自成一家，长期致力于慢性肾脏病及内伤杂病的临床工作，形成了独特的学术思想及理论体系，独创"顺其性即为补""补其正即为顺"的治疗原则。他临床重视补肾，尤重滋补肾阴的治疗大法，推崇护肾养生，并倡导"补肾八法"，创制"地龟汤"类方治疗肾虚诸病；针对慢性肾脏病提出"培补真阴、育阴涵阳、阴中求阳"基本治疗大法，得到中医肾病界的认可。

　　慢性肾脏病起病隐匿，据统计，2017 年全球慢性肾脏病患者人数达 6.975 亿，慢性肾脏病患者数约占世界人口的 9.1%。第六次中国慢性病及危险因素监测结果显示，我国慢性肾脏病的患病率为 8.2%，约 8200 万成人患有慢性肾脏病，但知晓率仅 10%。可见，慢性肾脏病已成为全球性的公共卫生问题。肾衰竭是多种慢性肾脏病发展到终末期的共同结局，由于缺少有效的治疗手段，所以一旦出现肾功能损害，病情就将进一步发展，直至出现尿毒症，患者虽可接受透析或肾移植治疗，但花费巨大，慢性肾衰竭已经成为家庭和社会的巨大负担。中医学是中华民族的瑰宝，具有系统的理论体系和许多临床实用的方药。对慢性肾脏病的患者进行中医综合管理，早期预防，早期识别，早期治疗，可延缓甚至截断肾脏病的进展，明显提高患者的生活质量。

中医"治未病"有丰富的内涵，从"治未病"的角度理解中医护肾养生，主要可概括为以下三方面：其一，未病先防；其二，已病防变；其三，瘥后防复。"未病先防"即在顺应四时阴阳变化的基础上，通过采取饮食防护、运动锻炼、心理调节、中药口服等多方面调理，顾护肾气，从而预防慢性肾脏病的发生。"已病防变"指对于已经发生的慢性肾脏病，通过综合治疗方案干预，从而避免或延缓肾功能的进一步恶性发展。"瘥后防复"意为对于肾脏病初愈患者，要做好生活调护，护肾养生，保护肾功能，以免病情复发。

首都医科大学附属北京中医医院肾病科是国家中医药管理局、北京市中医药管理局肾病重点专科，全国名老中医药专家张炳厚传承工作室建设单位，北京市中医住院医师规范化培训"三优"教学团队。本书为北京中医医院肾病科赵文景主任带领科室医护人员传承张炳厚教授学术思想和护肾养生保健的经验总结，理论联系临床，内容丰富，通俗易懂，可读性强。全书分中医护肾养生篇、肾脏病基础知识篇、透析人群防护篇、四季养生篇，适合注重养生保健的中医爱好者以及慢性肾脏病患者阅读，学习中医养生保健以及肾脏病防治知识。鉴于编者水平有限，有不当之处，敬请读者斧正，以便再版时修订完善，深表感谢。

首都医科大学附属北京中医医院肾病科

2024 年 6 月

目　　录

1

目 录

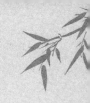

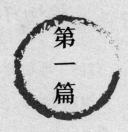

第一篇

中医护肾养生篇

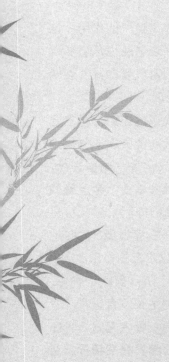

张炳厚论肾及肾病的治疗

一、肾的生理功能

1. 肾系的组成

肾系由肾、膀胱、腰、齿、发组成。肾主骨，生髓，通脑，开窍于耳，司二便，位于腰部，内藏元阴、元阳，具有主生殖、主藏精、荣养四肢百骸、主水液的功能，为人体脏腑阴阳之本，生命之源。

2. 生理功能

（1）肾主藏精：指肾具有封藏和贮存人体之精气的作用，包括先天之精和后天之精。人体的生长、发育、衰老及生殖功能与肾藏精关系密切。肾精充足则肾气盛，不足则肾气衰，肾气衰就会出现遗精、阳痿、腰膝酸软、月经不调等表现。

（2）肾主水液：指具有主持和调节水液代谢的作用，肾主要通过气化作用来调节水液代谢。如果肾主水液功能失调，气化失司，开阖失度，就会引起水液代谢障碍。若气化失常阖多开少，尿液的生成和排泄发生障碍则可见尿少、浮肿等病变（金匮肾气丸主之）；若气化失常开多阖少，尿液的生成和排泄太过又可见尿清长，尿量多，尿频等病变，如糖尿病、尿崩症表现（六味地黄丸主之）。此外，水液代谢还有赖于脾阳运化水湿的作用。

（3）肾主骨、生髓、通脑：肾藏精，精生髓，髓藏于骨中，骨赖髓的充养。肾精充足，骨髓生化有源，则生长发育正常，骨骼坚韧。若肾精不足，就会出现生长发育障碍，骨软无力，骨骼脆弱易折。肾生髓，髓聚而为脑，脑为之海。脑具有主精神、意识、思维的功能。如肾气健旺，肾精充足，则精力充沛、耳聪目明、思维敏捷、动作灵巧。若肾精亏少，髓海失养，可见头晕、健忘、耳鸣，甚至全身无力、腰膝酸软、思维迟钝等症。

3. 肾与其他脏腑关系

（1）肾与心：二者在生理上的关系主要表现为"心肾相交""阴阳相济"。心位居上，故心火必须下降于肾，使肾水不寒；肾位居下，故肾水必须上济于心，使心火不亢。肾无心之火则水寒，心无肾之水则火炽。临床常见2种证型：①心肾不交：临床上表现为失眠、多梦、健忘、腰酸遗精，心悸不宁等，如神经衰弱（可用天王补心丹）。②水气凌心：临床上表现为心悸、气短、胸闷、水肿、喘息不能平卧，口唇青紫等（金匮肾气丸主之）。

（2）肾与肝：肝主藏血，肾主藏精，精血相互资生，互相转化，精能生血，血能生精，肝血与肾精相互滋养，故称"肝肾同源"。另外，肝主疏泄，肾主封藏，二者之间相互为用，相互制约，从而调节女子的月经来潮和男子的排精功能。

病理上，肝肾相互影响。肾精空虚，则肝血不足；肝血亏损，则肾精不足，而出现肝肾两虚证。肾阴虚，肝肾不足，可引起肝阳上亢，临床表现：头晕、目眩、头痛、耳鸣、烦躁易怒，手足心热等表现（杞菊地黄丸主之）。反之，肝阳上亢，肾阴不足，可导致肾火偏亢，出现梦交遗精症（泻火补肾丸主之）。在治法上，阳亢者泻肝为主，阴虚者补肾为主，泻肝即可泻肾，补肾即可补肝，也即肝肾同治。

4. 膀胱

（1）膀胱的功能：膀胱是贮存、排泄尿液的器官。尿液是人体水液代谢的最终产物。膀胱的病变可引起小便不利、淋痛、尿闭、尿失禁等表现。

（2）肾与膀胱相表里：肾与膀胱通过经脉相连接，二者密切相关。膀胱的贮尿功能，有赖于肾气的固摄，若肾气不固，则膀胱失约，可见遗尿，甚则小便失禁。膀胱的排尿，有赖于肾与膀胱的气化作用。若气化失司，则膀胱不利，可见排尿不畅，甚则癃闭。

总之，肾为作强之官，伎巧出焉。男人以藏精，女人以系胞，精神之本，生命之根，乃造化之枢纽，阴阳之根蒂，先天之本也。

二、肾的病理

肾为先天之本，藏真阴而寓元阳，为水火之脏，只宜固藏，不宜泄露，所以肾多虚证。其病因多为劳倦，淫欲过度，久病失养，致耗伤精气。临床表现为阴虚、阳虚两大类型。肾阳虚包括肾气不固，肾不纳气，肾阳不振，肾虚水泛；肾阴虚包括肾阴亏虚和阴虚火旺。又肾与膀胱互为表里，肾气不化直接影响膀胱气化，故膀胱虚证，也就是肾虚的病理表现。

三、肾的病证范围

消渴（下消）、痿、水肿、喘、尿血、淋浊、癃闭、失禁、遗精、阳痿、腰痛等。

证候分类：主要分为肾阴虚、肾阳虚两类。

1. 肾阳虚

（1）肾气不固：①病机概要：肾阳素亏，劳损过度，久病失养，肾气亏耗，失其封藏固摄之权。②主要脉症：滑精早泄，尿后余沥，小便频频而清，甚则不禁，腰脊酸软，听力减退，面色淡白，舌淡苔薄白，脉细弱。③治法：固摄肾气，用大补元煎之类。

（2）肾不纳气：①病机概要：劳伤肾气，或久病气虚，气不归原，肾失摄纳之权。②主要脉症：短气喘逆，动则尤甚，咳逆汗出，小便常随咳出，甚则痰鸣，面色浮白，苔淡薄，脉虚弱。③治法：纳气归肾，用人参胡桃汤或参蛤散之类。

（3）肾阳不振：①病机概要：禀赋薄弱，久病不愈，或房劳伤肾，下元亏损，命门火衰。②主要脉症：阳痿，腰酸腿软，头昏耳鸣，面色淡白，形寒尿频，舌淡白，脉沉弱。③治疗：温补肾阳，用右归丸或金匮肾气丸之类。

（4）肾虚水泛：①病机概要：禀赋素虚，久病失养，肾阳耗亏，不解温化水液，致水邪泛滥而上逆，或外溢肌肤。②主要脉症：水溢肌肤，则为周身浮肿，下肢尤甚，按之如泥，腰腹胀满，尿少；水泛为痰，则为咳逆上气，痰多稀薄，动则喘息，苔淡白，脉沉滑。③治法：温阳化水，用真武汤或《济生》肾气丸之类。

补阳法是治疗阳虚证的方法。凡腰膝酸痛，腰以下有冷感，下肢软弱，少腹拘紧，小便不利，或溺后余沥，或小便频数，或阳痿早泄，或羸瘦消渴，脉小弱，尤以尺脉沉小为甚等，这些都属肾阳虚弱，不能化气利水，下元失于温养之证。王太仆所说"益火之源，以消阴翳"就是指温补肾阳法而言。补阳剂的常用药物如附子、肉桂、杜仲、鹿茸、肉苁蓉等，代表方剂如肾气丸、右归饮。

2. 肾阴虚

（1）肾阴亏虚：①病机概要：酒色思劳过度，或久病之后，真阴耗伤。②主要脉症：头昏耳鸣，少寐健忘，形体虚弱，腰酸腿软，或有遗精，口干，舌红少苔，脉细。③治法：滋养肾阴，用六味地黄汤之类。

（2）阴虚火旺：①病机概要：欲念妄动，或热病之后耗伤肾阴，阴虚生内热，水亏则火浮。②主要脉症：潮热盗汗，虚烦不寐，腰脊酸痛，阳兴梦遗，颧红唇赤，口咽干痛，或呛咳，小便黄，大便秘，舌质红，苔少，脉细数。③治法：滋阴降火，大补阴丸或知柏地黄汤之类。

补阴法是治疗阴虚证的方法。"壮水之主，以制阳光。"代表方如六味地黄丸、左归饮、大补阴丸。

3. 兼证

（1）肾虚土衰：大便清泄，完谷不化，滑泻难禁，腹胀食少，神疲形寒，肢软无力，舌淡苔薄，脉沉迟。治以补火生土，用四神丸之类。

（2）肾水凌心：心悸不宁，水肿，胸腹胀满，咳嗽短气，不能平卧，指唇青紫，四肢厥冷，舌淡苔薄，脉虚数。治以温化水气，用真武汤之类。

四、辨证施治要点

1. 一般而论，肾无表证与实证。肾之热，属于阴虚之变；肾之寒，属于阳虚之变。临床上必须注意掌握。

2. 肾虚之证，一般分为阴虚、阳虚两类。总的治疗原则是"培其不足，不可伐其有余"。阴虚者忌辛燥，忌苦寒，宜甘润壮水之剂，以补阴配阳，使虚火降而阳归于阴，所谓"壮水之主，以制阳光"。阳虚者忌凉润，忌辛散，宜甘温益气之品，以补阳配阴，使沉阴散而阴从于阳，所谓"益火之源，以消阴翳"。至于阴阳俱虚，则精气两伤，就宜阴阳两补。

3. 肾阴虚者，往往导致相火偏旺，此为阴虚生内热之变，治法均以滋阴为主，参以清泻相火，如知柏地黄之类。肾阳虚者，在温肾补火的原则下，必须佐以填精益髓等血肉有情之品，资其生化之源。

4.肾与膀胱互为表里，膀胱病变属虚寒者，多由肾阳虚衰、气化失职所致，当以温肾化气为主。若为实热癃闭不利，可因他脏移热而致，也可由于膀胱本腑之湿热蕴结而成，治当清利通窍为主。

5.肾与其他脏腑的关系非常密切。如肾阴不足，可导致水不涵木，肝阳上亢；或子盗母气，耗伤肺阴；或水不上承，心肾不交。肾阳亏虚，又易形成火不生土，脾阳衰弱。治肾及参治他脏，对这些病证的恢复有很重要的意义。

附：膀胱

1. 生理

膀胱位于少腹，其经脉络肾，其生理功能主要为贮存津液，化气行水，故《素问》说："膀胱者，州都之官，津液藏焉，气化则能出矣。"小便之来源是津液，津液之余入膀胱，气化则为小便。

2. 病理

膀胱有气化行水之功能，其病理变化为气化无权，主要表现有小便不利、癃闭、小便频数、小便失禁等。因肾主水液，与膀胱互为表里，肾气不化，也能影响到膀胱气化，这是膀胱虚证的主要病机。膀胱实热病证由他脏移热所致，或本脏湿热蕴结而成。

3. 证候分类

（1）虚寒：小便频数，淋漓不尽，或遗尿，舌淡苔润，脉沉细。治以固摄肾气，用桑螵蛸散之类。

（2）实热：小便短赤不利，尿色黄赤，或混浊不清，尿时茎中热痛，甚则淋漓不畅，或见脓血砂石，舌红苔黄，脉数。治以清利湿热，用八正散之类。（张炳厚）

补肾八法

肾为先天之本，内含真阴真阳。其病虚证居多，故补肾法在中医治疗中占有极其重要的地位。

一、缓补法

缓补法适用于病程短，虚不甚，宜缓补收功，此即谓补虚无速法。或大病后体虚，虚不受补，应缓补图之。

所指方剂，如六味地黄丸、青蛾丸、归肾丸、驻景丸、二至丸等。

以六味地黄丸为例，本方中熟地黄为君，山萸肉、山药为臣，余药为佐使。六药三补为主，三泻为辅，组织结构严谨，有开阖相济之妙，被历代医家视为缓补肾阴虚亏的主方。本方补中有泻，寓泻于补，为通补开合之剂。《医方论》云："此方非但治肝肾不足，实为三阴并治之剂。有熟地之腻补肾水，即有泽泻之宣泄肾浊以济之；有萸肉之温涩肝经，即有丹皮之清泻肝火以佐之；有山药之收摄脾经，即有茯苓之淡渗脾湿以和之，药止六味，而大开大合，三阴并治，洵补方之正鹄也。"

二、峻补法

峻补法适用于肾之精气大伤，旨遵"精气夺则虚""虚则补之""精不足者，补之以味"等论说而设。需用大补精血之品组方，纯补而不泻。

所指方剂，如大补元煎、左归丸、右归饮、右归丸、斑龙丸等。

以大补元煎为例，本方气津双补，纯而不杂，药专而力宏，是用药贵在精一的具体表现，符合张景岳"以气精分阴阳，则阴阳不可离"的理论。本方以熟地黄补精、人参补气二者为君药。以山萸肉、芍药、当归之温柔养阴，助熟地黄以补精。枸杞子、杜仲、甘草之温柔养阳，以助人参补气，是为辅佐。盖精虚者不热，气虚者无寒，精气两虚，寒热不著，立法温柔，实为峻补之佳剂。本方温而不燥，柔润和平，完全符合"形不足者温之以气，精不足者补之以味"之经旨。

三、清补法

本法为阴虚兼有热象者所设。"阴虚生内热"，阴虚者多兼有火动，张景岳说："阴虚多热者，宜补之以甘凉，而辛燥之类不可用。"故阴虚者补而兼清。

所指方剂，如大补阴丸、虎潜丸、化阴煎、一阴煎、玉女煎、自拟清肾丸等。

以大补阴丸为例，本方旨领丹溪的"阴常有余，阳常不足，宜常养其阴，阴与阳齐，则水能制火，水升火降，斯无病矣"。方中黄柏、知母皆为苦寒坚阴之品，能平相火而保真阴，这是清源的一面。熟地黄滋阴补血，龟甲滋阴潜阳，猪脊髓以髓补髓，均能益水以制火，这是培本的一面，合用为壮水与制火并重的方剂，应用于阴虚火旺之证颇为适合，切合"壮水之主以制阳光"的经旨。

四、温补法

本法适用于肾阳虚兼有寒证者，是遵"劳者温之"而设立的。张景岳说："阳虚者，宜补而兼暖。"即说明阳虚者，补虚当用甘温剂以养阳，并配桂附等热药以辅佐。

所指方剂，如金匮肾气丸、桂附八味丸、补火丸、四神丸、黑锡丹等。

以桂附八味丸为例，本方由肾气丸去干地黄易熟地黄而成。本方以熟地黄滋阴养血、补肾水为主药，山药培土从中宫输精济肾，山萸肉补肝，相须、相使，其功益大。佐以少量附子、桂枝，取其温升之性，以暖水脏，促使蒸腾化气，以导引肾水上济，再以茯苓、泽泻、牡丹皮利水而导浊，使清者能升，浊者能降，而肾的气化功能自然能复。气化正常，肾气得振，借以化痰饮而利小便，后人谓肉桂下行引肾阳以归原，不知肾气丸原方用桂枝是取其上行作用导水以上济。此一增一减，大别于肾气丸矣。

《医贯》云："是方也，熟地、山萸、丹皮、泽泻、山药、茯苓，皆濡润之品，所以能壮水之主。肉桂、附子辛润之物，能于水中补火，所以益火之原。水火得其养，则肾气复其天矣。益火之原，以消阴翳，即此方矣。"

五、通补法

通补法是在补药中加入通药，以开气化之源，为"非通无以导涩"而设。

所指方剂，如济生肾气丸、真武汤、猪苓汤等。

以济生肾气丸为例。济生肾气丸较肾气丸化湿利水之功为强，适宜水气甚者，故本方在肾气丸中加入车前子、牛膝，倍茯苓，旨在增强其利水之力，方义同桂附八味丸。加牛膝入血分而通瘀，是秉"精不利则为水"之理论而用药。因水气太盛，故酌加活血之品，以增强利水之效。本方仍以桂、附补相火而强脾，地黄、山萸肉滋真阴而利水，温补配通利，不会损真元，为水气较甚、脾胃两虚者而设。本方补而不腻，利而不伐，适用于中年人水肿、素体虚弱者。

六、涩补法

涩补法适用于肾精亏损，固藏失职，为"非涩无以固精"而设。

所指方剂，如金锁固精丸、固阴煎、秘元煎、茯菟丹等。

以金锁固精丸为例，本方旨领"虚则补之，滑则涩之，非涩则精无以固"之论所设。本方立足于涩补，故以沙苑子补肾涩精为君药，治其不足。以芡实、莲须、龙骨、牡蛎等涩精秘气之品以辅之，更增强其止滑脱之效。莲须尤为涩精要药，又能交通心肾，合而用之，成为固肾涩精之良方。本方在于以收涩固精为手段，以止遗补虚为目的，即叶天士"非涩无以固精"之意。涩补一法，滑脱无火者为宜。

七、双补法

双补法根据肾中阴阳互根而不可分设。张景岳说："以精气分阴阳，则阴阳不可分；以寒热分阴阳，则阴阳不可混。"张景岳对运用双补法从理论层面阐发，他说："善补阳者，必于阴中求阳，则阳得阴助而生化无穷；善补阴者，必阳中求阴，则阴得阳生而源泉不绝。"但阴阳两虚，则有偏重，故阴阳双补法，亦相应有所偏重。辨证精细，立法处方才有佳效。

所指方剂，如地黄饮子、当归地黄饮、黑地黄丸等。

以地黄饮子为例。本方以干地黄、山萸肉、巴戟天、肉苁蓉补益肾脏之不足；以官桂、附子之辛热，夹上药以温养真元，摄纳浮阳；以麦冬、川石斛、五味子滋阴敛液，使阴阳相配，以济于平；以菖蒲、远志、茯苓交通心肾，开窍化痰，更少佐薄荷，搜其浮散不尽之邪，姜枣为引，和其营卫，益正气而除邪气。合而成方，具有温补下元、摄纳浮阳、交通心肾、开窍化痰之功。

本方一方面温补下元，摄纳浮阳，另一方面开窍化痰，宣通心气。治上治下，标本兼顾，而以治下为主。本方以温而不燥为其特长，擅长温补。

八、间接补法

间接补法是肾虚而不直接补肾，采取隔一隔二的治法。在间接补法中，补土生水法最为常用。如薛立斋治肾虚，常用补中益气汤加麦冬、五味子之类以为治。此为补脾肺以生肾水之法，符合"精不足者，补之以味"之经旨。味者阴也，气者阳也，补精益阴，求其本也。故补之以味，如甘草、白术、熟地黄、泽泻、五味子、天冬之类。用补中益气汤，旨在补脾土，滋精血生化之源，为间接补肾之法。又如一贯煎，乃治肝补脾之剂，肾阴亏虚者往往多用之，以补子即能实母，肝肾同源，故肝肾可以同治。再如以生脉散间接补肾。生脉散乃治肺之剂，肺主金，肾主水，肾虚补肺，正合"虚则补其母"也，亦属本法范畴。（张炳厚）

中医的"肾"和西医的"肾脏"
是一回事吗

人们经常会将"肾虚"和"肾脏病"混为一谈。那么，中医讲的"肾"和西医的"肾脏"是一回事吗？

一、中医通过患病机体外在表现认识"肾"

中医成形于几千年前，限于当时社会发展水平较低，医疗条件简陋，人们认识疾病只能通过患者外在的表现来推测机体内部可能产生的病理变化，即"司外揣内"，并通过成千上万的病例积累经验，整理提高进而形成脏腑理论，这种诊病的方法成为中医认识疾病的重要方法之一。《黄帝内经》指出，肾主藏精，主水液，主骨，生髓，通脑，其华在发。因此，当骨骼发育异常，智力低下，水液代谢障碍，有脱发、遗精等表现者，多从肾虚考虑，并通过使用枸杞子、补骨脂、熟地黄、山药等补肾中药来改善肾虚症状。

二、西医通过病理解剖结合化验检查认识"肾脏"

西医的发展借助于现代科学技术，对人体结构及功能的认识越来越细化，其认为肾的功能主要包括三方面：①生成尿液、排泄代谢产物。机体在新陈代谢过程中产生多种废物，绝大部分废物通过肾小球滤过、肾小管的分泌，随尿液排出体外。②维持体液平衡及体内酸碱平衡。肾脏通过肾小球的滤过、肾小管的重吸收及分泌功能，排出体内多余的水分，调节酸碱平衡，维持内环境的稳定。③内分泌功能。肾脏通过分泌肾素、促红细胞生成素等来调节机体代谢。西医常通过一系列化验检查来评估肾脏的功能，如尿常规、肾功能、肾动态显像、腹部B超等。

由上，我们可以看到中医的"肾"与西医的"肾脏"有很大的区别，肾脏病变不一定有肾虚表现，肾虚也不一定有肾脏病变。但我们也应该注意到二者有很多联系。如肾脏分泌促红细胞生成素促进骨髓造血，与中医讲的肾主精、精化生血有密切联系，临床常用补肾的方法来治疗贫血；肾脏产生活性维生素D促进骨骼发育，与中医讲的肾主骨有密切联系，西医用骨化三醇治

疗骨质疏松，中医采用狗脊、续断、杜仲等补肾中药治疗，起到了殊途同归的效果。（申子龙）

"肾虚"及补肾的认识误区

老百姓通常将"肾虚"理解为性功能方面疾病的代名词。事实上，中医所谓的"肾虚"范围很宽泛，指肾脏精气阴阳不足。肾虚的种类有很多，其中最常见的是肾阴虚、肾阳虚。

一、肾虚的认识误区

1. 腰酸背痛不一定是肾虚

很多男性一听说"男人腰痛就是肾虚"，就买补肾的中药进服，但事实上有可能存在器质性疾病。比如有些患者腰痛被送进医院，检查发现腰痛是由肾结石导致的。有些因为误治，没有得到有效的治疗而引发了肾积水、肾衰竭等严重病变。故而不是所有的男性"腰痛"都由肾虚所致。即使是肾虚，也有阴阳之别。腰痛除了肾脏有问题，更多时候可能是腰肌劳损等其他疾病导致的；同样，夜尿频多的话，年轻男性有可能是前列腺炎导致的，而中老年男性则有可能是前列腺肥大等疾病导致的。这些疾病与肾虚的症状可能相似，但治疗方法却完全不同，所以须先检查清楚后，根据实际情况准确治疗。

2. 肾虚并非肾脏出了毛病

"肾虚"未必与肾有关。"瞧你整天精神不振，不是肾虚了吧？""这几天腰酸背痛，可能是肾虚吗？"日常生活中，当人们提及"肾虚"时，或戏谑玩笑，或一知半解，更有甚者怀疑自己"肾虚"后，立即到医院要求做肾功能化验，但检查结果往往是正常的。虽然日常生活中"肾虚"这一中医概念充斥在很多药品、保健品宣传中，但很多人并未搞清肾虚到底是怎么一回事，只要腰痛就认定是肾虚，只要肾虚就认为肾有问题，这是严重的误区。中医肾虚是一个广义的范围，其功能散在于内分泌、泌尿、生殖等系统之中，临床诊治需中医四诊合参辨证，才能得出结论。也就是说，肾虚并不是指肾脏有了什么疾病，大部分肾虚患者无论是肾脏的结构还是其他脏器的结构都没有发生明显的器质性改变。

3. 性生活不和谐未必皆是肾虚惹的祸

当性生活中偶尔出现早泄等不和谐因素时，先别盲目给自己扣肾虚的帽子，性生活不和谐有多重表现、多种原因。比如早泄可能是心理因素，也可能是方法技巧等方面的因素导致的，但不一定属中医所讲的"肾虚"范畴。中医的肾虚是多方面的，不仅指性方面，即使有关也分肾阴虚和肾阳虚。对生育而言，即使肾虚，对生育的影响一般也不大，只要对症治疗都能够治愈。阳痿、早泄的原因很多，并不是单纯由肾虚引起的，所以一定要辨证施治，不能以点概面，片面而定。

二、补肾误区

1. 迷信保健品和滥用中药材

即使肾虚，也有阴虚、阳虚、气虚等多种证型，治疗需要根据不同的情况。然而在当前却有一种错误趋向，即保健品以补虚为主，补虚以补肾为主，补肾又以补肾阳为主，导致补肾壮阳之品被滥用。滥用保健品和中药材补肾已经造成一些不良后果。对此，还是一句老话：药补不如食补，食补不如神补。追求健康、调理肾虚，要在调节饮食、生活规律和体育锻炼上多下功夫，消费者不要迷信保健品。

2. 盲目食用黑色食品

我们经常看到这样的宣传，黑色食品补肾，如黑芝麻、黑豆、黑米、黑木耳、海带、紫菜、乌骨鸡等。其实并不尽然，还要看食物的属性。如黑米、乌骨鸡性温，补血、补肾效果明显；黑芝麻，性平，补肾、补肝、润肠、养发；黑豆，性平，补肾、活血、解毒；而黑木耳性凉；海带、紫菜性寒。

3. 认为"吃啥补啥"

在我们周围，吃烧烤时点几串烤腰子是很多男性的选择，再加上"吃啥补啥"的观念影响，很多男性餐桌上都少不了牛鞭、羊肾、猪肝、鸡肾等具有壮阳功能或含锌量丰富的动物肝脏。事实上，内脏重金属含量高，有专家指出：猪、牛、羊的肝脏、肾脏里均有不同含量的重金属镉。不仅是重金属，动物内脏的脂肪和胆固醇含量也较高。

总之，肾虚多为长期积累成疾，切不可因急于求成而用大补之药滥补，或者用成分不明的补肾壮阳药物，应在专业医生的指导下，应用现代医学技术筛查病因而后中医药辨证施治调理。（沈存）

头顶大事——防脱发

2019年2月，四川华西医院化妆品评价中心发布了一条招募信息，预计招募30人测试防脱育发液产品，结果仅1天时间就有8000人报名，一时间网上热议："最恐怖的事莫过于人还没老，头发都掉光了。"脱发成了当今人们的头顶大事。那么，脱发的分类有哪些？哪些不良习惯可以引起脱发？如何防治脱发？

一、脱发分类

脱发主要可以分为瘢痕性和非瘢痕性两大类。非瘢痕性脱发最常见，分为 6 个类型：斑秃、雄激素性脱发、休止期脱发、创伤性脱发、头癣、生长期脱发。斑秃病因不明，可能与自身免疫性疾病有关，影响 50% 的男性和 15% 的女性，尤其是绝经后女性。雄激素性脱发与遗传和雄激素分泌有关，临床最为常见。大多数男性自二十多岁时开始出现脱发，而女性多在四十岁之后脱发；男性通常会在额部和颞部区域出现脱发，而女性往往会在头皮的中央区域出现脱发；女性脱发不会导致完全秃顶，而男性脱发最终可能完全秃顶。休止期毛发的脱落与激素或压力的影响有关，女性比男性更明显。创伤性脱发与外在牵拉因素有关。头癣是皮肤癣菌感染导致的脱发，儿童较为常见。生长期脱发多见于接受化疗的癌症患者。

二、脱发诱因

1. 精神压力大

现代人生活节奏快，生活、工作压力大，精神容易紧张，日久导致内分泌失调，激素分泌紊乱，从而出现脱发。

2. 长期熬夜

熬夜已经成了现代年轻人的标配，熬夜加班工作，熬夜应酬，频繁夜生活，熬夜玩手机、刷微博，都会导致脱发。

3. 使用劣质染发剂

经常染发烫发，以及使用劣质洗发用品会导致脱发。

4. 环境污染

空气污染，接触有刺激性的化学物质，也可以导致脱发。

三、如何知道自己是否脱发

拉发实验：患者 5 天不洗头，以拇指和食指用轻力拉起含有五六十根毛发的一束头发，计算拔下的毛发数量。多于 6 根为阳性，表示有活动性脱发；否则为阴性。

四、脱发需要做什么检查

想要弄清楚自己脱发的类型和原因，需要完善甲状腺功能、抗核抗体系列、总睾酮和游离睾酮、卵巢激素、促黄体生成素和促卵泡素等化验。有头癣的情况下，需要局部真菌培养。

五、如何预防脱发

首先应该养成健康的生活方式，避免熬夜，少吃辛辣刺激、煎炸烧烤的食物；其次保持积极乐观的心态，正如《黄帝内经》所说："法于阴阳，和于术数，食饮有节，起居有常，不妄作劳。"最后避免反复染发、烫发。

六、中医如何治疗脱发

中医对脱发的认识有几千年的历史，积累了丰富的诊治经验。中医经典理论著作《黄帝内经》说："丈夫八岁，肾气实，发长齿更……五八，肾气衰，发堕齿槁。"提出了头发的衰荣与肾气、气血有着密切的关系。金元四大家之一张从正在《儒门事亲》谈到"年少，发早白落……此血热太过也"，指出少白头脱发与血热有关。清代名医王清任《医林改错》中言："头发脱落，各医书皆言伤血，不知皮里肉外，血瘀阻塞血络，新血不能养发，故发脱落。"指出脱发与瘀血阻络有关。根据临床特点，脱发可以分为以下 6 种类型。

1. 湿热内蕴型

主要表现为头发油腻，头皮屑较多，头发稀疏脱落，口中黏腻，心烦失眠，胃脘痞满，大便黏滞不爽，男子可见阴囊潮湿，女子可见黄白带下，有异味。本证型多见于体型肥胖、湿热体质之人。食疗方：扁豆薏米粥。生薏苡仁 30g，赤小豆 30g，白扁豆 15g，煮粥食用。

2. 血虚风燥型

主要表现为头发干枯，头屑较多，头皮瘙痒，痒若虫行，前额两侧及头顶部头发稀疏而细，面色萎黄，爪甲不荣，常头晕心悸。本证型多见于思虑较多，饮食无规律，长期熬夜，太阴脾虚体质之人。食疗方：桑椹茶。桑椹 15g，菊花 15g，代茶饮。

3. 肾精亏损

主要表现为头发稀疏脱落，伴头晕耳鸣，记忆力下降，夜间口干，腰膝酸软，手足心热。本证型多见于老年人，体质类型多属于少阴肾虚之人。食疗方：杞椹茶。枸杞子 15g，桑椹 15g，代茶饮。

4. 气血亏虚

主要表现为头发稀疏，没有光泽，熬夜后脱发明显，面色萎黄，唇甲色白，无食欲，时有心慌气短。本证型多见于形体消瘦、忧愁思虑较多之人。食疗方：龙眼粥。龙眼肉 15g，大枣 30g，小米 50g，熬粥食用。

5. 肝郁气滞

主要表现为不定期脱发，与情绪相关，情绪低落，两肋作痛，神疲少食，女性月经不调，经前乳房胀痛。本证型多见于性格内向、少阳气郁之人。食疗方：玫瑰花茶。玫瑰花 15g，月季花 15g，代茶饮。

6. 血脉瘀滞

主要表现为脱发不生，面色晦暗。多见于久病血瘀，或气滞血瘀，或气虚血瘀之人。食疗方：每日 3g 三七粉，冲服。

中药外洗治疗脱发往往能收到很好的疗效，其常用方如下：透骨草 60g，桑叶 30g，侧柏叶 20g，布包煎汤。每天洗 1 次，如头脂分泌旺盛，可加用皂荚 20g，苦参 15g，如秃处发痒，加白矾 20g。（申子龙，张正媚）

护肾养生面面观

肾为先天之本，是人体生命活动的原动力；肾藏先天之精，具有营养脏腑组织的作用，并与五脏六腑功能的盛衰密切相关，即《黄帝内经》所谓"肾者主水，受五脏六腑之精而藏之，故五脏盛，乃能泻"。肾在人体有如此重要的地位，再怎么强调护肾养生也不为过。所谓护肾养生就是通过饮食调护、心理调节、传统功法、简便疗法、中药以及针灸推拿等多方面来强壮肾气，增强我们的体质，从而使没病的人不得病、少得病，已经生病的人病情不加重或向健康的方向发展。

一、从"治未病"的角度理解"护肾养生"

中医"治未病"有丰富的内涵，主要概括为以下三方面：其一，未病先防；其二，已病防变；其三，瘥后防复。"未病先防"即在顺应四时阴阳变化的基础上，通过采取饮食防护、运动锻炼、心理调节、中药口服等多方面调理，顾护肾气，从而预防疾病的发生。如肥胖人群应减少高热量饮食，加强运动锻炼，预防糖尿病、高血压、冠心病等疾病的发生。"已病防变"指对于已经发生的疾病，通过综合治疗方案干预，避免或延缓疾病的进一步发展，医圣张仲景在《伤寒杂病论》中讲道："见肝之病，知肝传脾，当先实脾。"明确提出"已病防变"理念，如糖尿病患者，也要做到护肾养生，防止糖尿病并发症的发生、发展。"瘥后防复"，如肾病初愈患者，要做好生活调护，护肾养生，保护肾功能，以免病情复发。

二、从"中病即止"的角度理解"护肾养生"

随着我国经济的快速发展，人们的生活水平日益提高，大家对改善生活质量、保持身体健康的需求也越来越迫切；与此同时，各种医疗广告琳琅满目，养生节目鱼龙混杂，保健品市场较为混乱，"过度用药""药物滥用"现象也显得较为普遍，导致许多老百姓无所适从。尤其是很多子女为了孝敬父母，一过节回家就带好多保健品，可惜适得其反，许多老人吃了后，肾脏受了损伤；还有许多已婚男士，为了提高性生活的质量，一边泡人参茶，一边喝鹿茸酒，好景不长，阳痿、早泄出现了，后悔莫及。这两个例子都是不注重"护肾养生"的悲剧。中医早在《黄帝内经》中就讲道："大毒治病，十去其六。常毒治病，十去其七。

小毒治病，十去其八。无毒治病，十去其九。谷肉果菜，食养尽之。无使过之，伤其正也。"意思是说，没有必要非得把病治得痊愈才算好。用大毒治病，好到六成就差不多了；用常毒治病，好到七成就行了；用小毒治病，好到八成就可以了；用无毒平缓的药物治病，去掉九成就算完美了；最后用食物来恢复体内的正气。如果用药过度，反而会使正气受伤。

三、从"体质"的角度理解"护肾养生"

少阴肾阴虚的人平素怕热，喜思考，有失眠倾向，口舌易生疮，性功能虚性亢奋，在饮食上可以吃黑豆、黑芝麻、黑米等，同时要避免吃温性食物，比如羊肉、鹿茸、桂圆肉、波罗蜜、榴梿、花椒、大料、孜然、砂仁、豆蔻等。少阴阴虚的人容易口腔溃疡、嗓子干，所以在药物选择上比较适合沙参、麦冬、胖大海一起泡水喝，滋阴润燥。少阴肾阳虚体质的人多有腰酸、怕冷表现，护肾养生方面推荐温补肾阳的药食，如生姜、小茴香、胡椒、大葱、桂皮、桂枝。而寒凉的诸如螃蟹、苦瓜、苦苣、苦丁茶、绿茶、莲子心等都不适合少阴阳虚的人。

四、从精神治疗角度理解护肾养生

惊恐是肾虚的常见病因之一。恐则气下，会使人的气机下陷，老百姓常说的"你看某某被吓得尿裤子了"就是这个意思。实际上，人的喜怒哀乐均会影响中医"肾"功能的发挥，《黄帝内经》早已提到"悲哀愁忧则心动，心动则五脏六腑皆摇"。因此，从情志方面，护肾养生就是要做到心态平和，不以物喜，不以己悲。人生不如意事常八九，这是自然规律，但是我们还要想办法使自己走出痛苦的阴影，努力寻找生命的意义，获得快乐；同时要通过自学，向老师、朋友请教，获取解决困难的智慧。

"护肾养生"一方面指通过药物或非药物措施预防疾病的发生、发展、复发，另一方面包括不能盲目、过度使用补肾食物、药物，需要具体情况具体分析。说细点，我们需要具体分辨患者的体质，目前是一个什么样的证候，有针对性地制订"护肾养生"的具体措施。或滋肾阴，或温肾阳，或气阴两益，或阴阳双补，或滋补肺肾，或滋补心肾，或滋补肝肾，或补益脾肾，或温补脾肾，甚至气血阴阳同补，五脏同调。（申子龙）

致那些我们曾随手扔掉的"护身宝"

天下无不是药的草，初闻此言略感诧异，每每细思颇有道理。每一株草、每一朵花，甚至每一根须、每一块皮，光临世间都有自身的使命。远的不表，就在我们的家庭厨房里，看看我们曾经随手丢弃的"护身宝"吧。

一、玉米须

炎热的夏天，可以吃到鲜嫩甜香的玉米，也算大地给予人们的抚慰。玉米买回家，你是不是剥皮拔须，欲先除之溜光而后快呢？且手下留情，你眼中的这些废物——玉米胡子，无论是鲜品还是干品，煮水喝茶可是极好的护身佳品。玉米系禾本科植物，多地广泛栽种，玉米须是它的花柱。每一粒玉米都顶着一根玉米须，它似美髯飘逸，故又被称为"龙须"。玉米须味甘性平，有着广泛的治病预防保健作用。

把鲜玉米须30g（或干品10g）左右，放进锅内煮5～10分钟，汤水倒出代茶饮，就是"龙须茶"。喝起来甜丝丝的，口感不错。玉米须的外观就像一根根细长管，根据中医取类比象法，玉米须有利水消肿的作用，对各种原因引起的水肿都有一定的疗效。

二、冬瓜皮

冬瓜是夏季家庭常食蔬菜，能清热化痰、除烦减肥，营养、保健价值都很高。但是，人们在吃冬瓜时，习惯把冬瓜皮削掉丢弃，实在是太可惜了。冬瓜皮所含营养也很丰富，其保健和药用价值不比冬瓜肉逊色。冬瓜皮性微寒，味甘、凉，有清热解暑、利水消肿的作用，常用于水肿胀满、暑热口渴、小便短赤等。冬瓜皮具有明显的利水作用，食用的方法以煮水喝为宜，洗净后与红豆同煮，利尿消水肿的效果更佳，尤适于湿热内蕴所致的小便不利。将冬瓜皮、西瓜皮等量，煎水代茶夏日饮用，清凉解暑又止渴，冰镇一下更完美。冬瓜皮清热解毒，对湿热之邪引起的疗疮肿毒、皮肤湿疹，内食或外用冬瓜皮均有益。脚气患者不妨用冬瓜皮水泡脚试一试。经霜冬瓜皮水煎，加蜂蜜少许，治咳嗽也有妙效。所以，吃冬瓜时不要随手丢弃冬瓜皮，物尽其用，把冬瓜皮的营养和功效发挥出来吧！

再好的宝贝也需因人而异。虽然龙须茶、冬瓜皮汤都有利水消肿的功效，但对于肾病患者，应在医生的指导下饮用。

三、分心木

核桃肉是香的，美中不足的是，包在外面的皮有些涩会影响口感，核桃内的隔膜，正是分心木，又名胡桃夹。大多数人吃核桃，顺手就把里面的分心木丢掉了，岂不知又丢了一样"护身宝"！

分心木有什么用途吗？

用途还真不少！分心木味苦涩，性平，无毒，归脾、肾经。

正是因为有涩的特性，所以它有健脾补肾、固肾涩精等功效。对于脾肾虚相关的痢疾、腹泻、尿频数，男子遗精滑泄，女子白带多、崩漏及失眠等病症，都有很好的治疗功效。通常用本品3～10g煮水或泡水饮用。

分心木还可以补肾温阳，对于冬天手脚冰凉、怕风畏寒、腰膝冷痛者，试试分心木煮水喝，也许会收到奇效。

从药理活性的角度分析，分心木不仅具有补肾的作用，而且具有抑菌及抗氧化的功效。现代研究也证明，分心木醇提物能显著缩短睡眠潜伏时间，延长睡眠时间，提高睡眠质量。失眠的患者，将3g核桃分心木泡水，早晚各喝1杯，特别是晚上睡前1小时喝1杯，对于失眠有良效。分心木入肾经，对心肾不交型失眠尤效。

四、藕节

"冷比雪霜甘比蜜，一片入口沉疴痊"道出了藕是深受人们喜爱的一种食材。藕也被称为"灵根"，嫩藕清脆甘润，老藕软糯清香。藕节是藕的中间连接部分，其貌不扬，是不是也被扔进了厨余垃圾桶？

藕节含天门冬素、鞣质等，具有很高的食用和药用价值。中医认为藕节性平，味甘、涩，归肝、肺、胃经。用时，切下节部，除去须根，鲜用或晒干用。既能收敛止血，又能散瘀血，可以缩短出血时间，具有止血不留瘀的特点，对出血且有瘀血者最为适用，对鼻出血、咳血、吐血、尿血、便血、子宫出血等，均有辅助治疗作用。本品可单用或配伍适当的药物，煎水、绞汁或研末服均可。只是药力较缓。热证出血宜生用，鲜品捣汁用更佳。虚寒性出血宜炒炭用。藕节炒焦黑存性为藕节炭，止血力更强，但不适宜于热性出血病证。（孙明霞）

中药里的那些花儿——莲须和玫瑰

莲是水中花的代表，"中通外直，不蔓不枝，出淤泥而不染，濯清涟而不妖"。入药的莲须，是莲的雄蕊，虽细小轻盈，但秉持整株莲花的精华性情，安静从容，又不可阻挡。其性平，味甘而涩，入心、肾经，有清心益肾、涩精止血的功效。《本草纲目》说，味甘莲须"清心通肾，固精气，乌须发，悦颜色，益血，止血崩、吐血"。《本草通玄》诉其"治男子肾泄，女子崩带"，常用于固摄肾精，但临床绝非一味药即功成，君臣佐使、辨证论治，才当得妙用。

玫瑰的颜色和香气，大约是现代浪漫的代名词。在中药的世界里，玫瑰味甘、微苦，性温，归肝、脾经。它和合欢花、佛手花都有理气解郁的功效，除此之外，玫瑰还可和血调经，是女性药用之佳品。《本草分经》说："香而不散。肝病用之多效。"《本草纲目拾遗》说："和血，行血，理气，治风痹。"《本草再新》论其"舒肝胆之郁气，健脾降火，治腹中冷痛，胃脘积寒，兼能破血"，皆言玫瑰理气和血之力。如果是单纯气郁导致的胸闷气短、爱出长气、月经不调等，在用药之余可以泡一杯玫瑰茶，清香氛馥又可解郁。（刘梦超）

美味的利尿消肿汤羹

民以食为天，我们天天都在享用各种汤羹料理。餐桌虽小学问大，千年文明藏中间。从中医角度看，很多食材不仅分温、热、寒、凉，更有补益、除邪之不同。俗话说"三分治，七分养"，在系统用药的基础上，食用适量且合乎自身的药膳是非常有必要的。肾病患者常见水肿，下面简单介绍几道利尿消肿的美味汤羹以飨读者。

一、鲤鱼赤豆汤——《外台秘要》

鲤鱼赤豆汤在利尿消肿的药膳中算得上大名鼎鼎，《外台秘要》《本草纲目》《肘后备急方》《万全备急方》等都有提及。其中，鲤鱼是常见的淡水鱼，其适应性强，耐寒、耐碱、耐缺氧，味甘性平，入脾、肾经，有利水、消肿、下气、通乳等功效，就像《本草纲目》所言："鲤乃阴中之阳，其功长于利小便，故能消肿胀、黄疸、脚气、喘嗽、湿热之病。"赤豆也叫赤小豆，和常用的红豆相似但不同。其性平，味甘、酸，入心、小肠经，可利水除湿，消肿解毒。《黄帝内经》论其"主下水，排痈肿脓血"。《补缺肘后方》《遵生八笺》谈及赤小豆与白茅根煮取食豆，水可随小便下；与粳米同食，对脾阳不振、水肿消长反复有益。鲤鱼、赤小豆均有利尿消肿之效，二者同煮必是相得益彰。

烹制方法简单易学。所需食材：鲜活鲤鱼、赤小豆。制法：鲤鱼去鳞及内脏、头、尾、骨，冲洗干净备用。赤小豆洗净入锅加清水，大火烧开后改用小火，煮至半熟加入鲤鱼，煮至熟烂即可，不加调料淡食。需要注意的是，饮食讲究均衡，"美味不可过用"，肾病患者每日摄入的优质蛋白有限，谨记食用有度，推荐少食多餐。

二、冬瓜瓤汤——《圣济总录》

冬瓜含糖、含钠量低，是肾脏病、水肿病患者较理想的蔬菜。其味甘、淡、凉，入肺、大肠、膀胱经，具有清热利水、消肿解毒、生津除烦的功效。《名医别录》述冬瓜"主除小腹水胀，利小便止渴"即有此意。

冬瓜瓤汤源于《圣济总录》，主要用于轻度水肿，烹制亦十分简便。食材：鲜冬瓜。制法：将鲜冬瓜去皮与子，留瓜肉，放入锅中，加清水适量，煮汤淡饮，不加调料，少量频服。冬瓜皮有消肿之效，亦可将冬瓜皮加入同煮。需要注意的是，冬瓜性凉，不可大量久服，若单一量大，易出现偏性，可能会引起身体不适及体质改变。寒性体质不宜食用。

三、薏苡仁粥——《本草纲目》

薏苡仁是常见的药食两用之品，也叫薏米、米仁、六谷子、起实等，早在《神农本草经》就有相关记载。其味甘、淡，性凉，入肺、脾、肾经，有利水渗湿、健脾止泻等功效。其作用缓和，微寒不伤胃，益脾不滋腻，营养丰富。《独行方》中介绍，薏苡仁与郁李仁同用可改善水肿喘急；《本草纲目》亦言其"健脾益胃，补肺清热，祛风胜湿"。

薏苡仁粥除薏苡仁之外，还要加入粳米。粳米味甘性平，入脾、胃经，可补中益气，健脾和胃，除烦渴。《食鉴本草》言粳米"补脾，益五脏，壮气力，止泄利"。薏苡仁与粳米合用，具有祛风除湿、利水消肿的功效。本方可用于轻度水肿，亦可用于风湿痹痛。

食材：薏苡仁、粳米各50g。制法：薏苡仁、粳米分别用清水浸泡，淘洗干净后放入锅内，加清水。大火烧沸后再改用小火煮至熟烂稠厚即成。

水肿的原因各自有异，食疗只是辅助治疗，不可盲目只靠饮食治病。（刘梦超）

用药科普丨"藿香正气散"知多少

说到藿香正气散，大家都不陌生，它是很多人家中常备的中成药，因为疗效突出，备受群众喜爱。那么藿香正气散起怎样的作用，又该如何使用呢？为什么可以用于治疗肾病患者感冒？关于藿香正气散有哪些误区？下面带大家了解一下。

一、藿香正气散的出处及组成

藿香正气散出自宋代《太平惠民和剂局方》，组成：藿香、大腹皮、白芷、紫苏、茯苓、半夏曲、白术、陈皮、厚朴、桔梗、炙甘草。原书主治"伤寒头疼，憎寒壮热，上喘咳嗽，五劳七伤，八般风痰，五般膈气，心腹冷痛，反胃呕恶，气泻霍乱，脏腑虚鸣，山岚瘴疟，遍身虚肿；妇人产前、产后，血气刺痛；小儿疳伤，并宜治之"。

二、藿香正气散组方分析及功效

藿香正气散由二陈汤、平胃散去苍术，加藿香、大腹皮、白芷、紫苏、桔梗而成。二陈汤是治痰的基础方，平胃散是治湿的基础方，因此，清代《医宗金鉴》说"诸痰橘半茯苓草"，"平胃散治湿淫于内，脾胃不能克制"，二者合用可以说是治疗痰湿的基础方。藿香芳香化湿止呕、大腹皮行气消胀利水，白芷、紫苏解表散寒，桔梗宣肺、畅通气机。由上可见，藿香正气散主要用来治疗外感风寒、内有痰湿的患者。

三、藿香正气散怎么用

现在藿香正气散的常见剂型有口服液、水、胶囊、丸。临床观察发现，藿香正气口服液、藿香正气水效果更佳。适应证：恶寒发热，头痛，胸膈满闷，脘腹疼痛，恶心呕吐，肠鸣泄泻，舌苔白腻等。

四、常见误区

1. 藿香正气散只能夏天用

外感风寒，体内多湿邪，夏月乘凉饮冷多见，但春秋冬季也不是没有。《太平惠民和剂局方》也明确指出本方可以治疗"山岚瘴疟"，"山岚瘴疟"是一种四时不正之气，所以大家不要认为藿香正气散只在夏天才能用。

2. 肾病患者感冒都可以使用藿香正气散治疗吗

并不是。只有病机属于外感风寒、内伤湿滞证的患者才可以使用，以恶寒发热，恶心，泄泻，舌苔白腻为辨证要点。正常健康人不必使用，也起不到预防感冒的作用。（申子龙）

为什么说足跟痛可能是肾虚

常常有人问："我的脚后跟有点疼，是不是肾虚？"足跟痛，也就是我们俗称的脚后跟疼，也叫跟痛症，在老年人群里很常见。可是足跟和肾离得那么远，二者有什么关系呢？下面就谈谈关于足跟痛和肾的那点事。

一、肾经循行经过足跟

《黄帝内经》云："肾足少阴之脉，起于小趾之下……循内踝之后，别入跟中。"肾少阴肾经循行经过足跟，若经脉失养或不通，就可能出现足跟痛的症状。

二、肾藏精，精生髓，髓充实，骨强健

肾主骨生髓，肾精的盈亏对于骨的功能以及骨髓的产生都有重要的影响。一些人足跟痛，就和肾精亏虚、骨髓失充，足跟骨失于濡养有关。

三、肾虚易气血亏虚

《黄帝内经》云："足太阴之下，血气盛则跟肉满踵（足跟）坚，气少血多则瘦，跟空，血气皆少则喜转筋，踵下痛。"和西医认为足跟痛和足跟皮下脂肪减少、脂肪纤维垫变薄有关的观点相类似。肾精亏虚者多易气血不足，不能肉满踵坚，从而造成足跟痛。

四、肾虚易受外邪侵袭

肾虚患者的身体往往较弱，容易受到风、寒、湿等邪气侵袭，邪气聚于足底可能会造成气血运行不畅，"不通则痛"，足跟痛就这样产生了。

足跟痛应该怎么办？轻度的足跟痛除中药和艾灸治疗外，建议换软平底鞋，多泡脚和做足底按摩，多做踮脚尖、伸展脚踝、用脚趾抓笔或毛巾等动作。如果疼痛剧烈，建议到医院仔细检查后遵医嘱进行相关诊治。（刘梦超）

千年名方"六味地黄丸"，你吃对了吗

一、六味地黄丸的由来

北宋时期有一位著名的医生，名叫钱乙，最早以小儿科在山东闻名。

宋神宗的姊妹长公主的女儿有病，召令钱乙前来诊治，很有疗效。又一年，宋神宗的儿子患病，太医不能治愈。长公主就推荐了钱乙。钱乙治好了皇子的疾病后，宋神宗召见钱乙，夸奖钱乙的医术高明。而钱乙却说："通过以前几位医生的治疗已经接近痊愈，我来治疗时，恰逢皇子病快要好的时候。"有些医生是在其他医生诊治的基础上把病给治好了，因为前面的医生已经做了很多工作，排除了很多可能因素，最后一个医生一看以前的资料，就能明确诊断和治法，治疗起来就容易多了。医技高超的钱乙在治愈皇子后，没有将功劳通通揽在自己身上，没有说是自己的治疗立竿见影，也没有去贬低同行，而是充分地肯定了其他医生的作用，难能可贵。

钱乙从此进入太医院。有一天，钱乙和弟子阎孝忠正在为患者治病，有位大夫带了一个钱乙开的儿科方子来"讨教"。他略带嘲讽地问："钱太医，张仲景医书中所载的八味丸，有地黄、山药、山茱萸、茯苓、泽泻、牡丹皮、附子、肉桂。你这方子好像少开了两味药，大概是遗忘了吧？"钱乙笑了笑说："没有忘。张仲景这个方子，是给大人用的。小孩子阳气足，我认为可以减去肉桂、附子这两味益火的药，制成六味地黄丸，免得孩子吃了过于暴热而流鼻血，你以为如何？"这位大夫听了，恍然大悟，连声道:"原来如此!钱太医用药灵活,酌情变通,令人佩服!"阎孝忠赶紧把老师的话记载下来,后来又编入《小儿药证直诀》一书。就这样,钱乙所创制的"地黄丸"流传了下来。直到今天,仍广泛运用于临床,成为众所皆知的著名中成药。

二、六味地黄丸是哪六味

熟地黄滋肾填精,为君药。山药补脾养胃而固精,山茱萸养肝肾而涩精止遗,二药为臣。泽泻泄肾,茯苓泻脾,助山药健脾,使熟地黄滋而不腻;牡丹皮清泻肝火,合为佐使药,以防滋补之品产生滞腻之弊。六味地黄丸讲究"三补三泻"。其中,三补:熟地黄、山萸肉、山药。三泻:茯苓、泽泻、牡丹皮。"补"的用量大于"泻"的用量,说明本方还是以滋补为主。

三、服用六味地黄丸的注意事项

六味地黄丸是性味温和的补药,但它毕竟还是药,不宜长期服用。此外,不是出现腰痛就是肾虚,需要医生来判断,因为腰痛有太多原因。肾虚也有好多种,有肾气虚、肾阴虚、肾阳虚。不是每种肾虚都需要六味地黄丸治疗。中医认为,肥人多湿多痰,湿则困脾。因此,体形偏胖的人以及脾虚泄泻者不可随便服用六味地黄丸"进补"。

四、什么情况下可以吃六味地黄丸

六味地黄丸现在应用于很多很多疾病,如糖尿病、肾小球肾炎、冠心病、中风、哮喘、耳鸣、视物模糊、月经不调等,但一定注意,必须中医辨证符合肾阴虚证。六味地黄丸主要以滋肾为主,并补肝脾之阴,补而不滞,用于肾阴亏损所致头晕耳鸣、腰膝酸软、骨蒸潮热、盗汗遗精、消渴等。本方寓泻于补，补中有泻，性味调和，刚柔相济。

现代研究认为六味地黄丸有很多功效，但不能替代西药的药理作用，而且必须辨证准确才能应用：①有一定的改善血浆黏度，抗血小板聚集的作用；②有一定的抗衰老，改善记忆的作用；③有一定的抗疲劳、耐低温和耐低氧能力；④对泌尿生殖系统有一定的改善作用，与"肾主藏精，肾主生殖"契合；⑤有一定的调节免疫作用；⑥有一定的调节血糖血脂作用。

五、六味地黄丸应该怎么吃

历代医家在其论述六味地黄丸时，皆提到将之制成梧桐子大，大小一致，但服量却相差甚大，历代医书中的记载由数丸乃至百丸不等。而现代六味地黄丸的剂型也多种多样，有大蜜丸、小水丸、滴丸、胶囊，应根据药品说明书服用。

服用时间：一般来讲，六味地黄丸多空腹服用。古书《祖剂》记载，空心食前滚汤下，服药后即进饮，如此则解腻膈之弊，又可使药直达肾经。空心白汤指空腹、白水送服。也有建议米汤送服，肾虚有饮作痰喘者也可生姜汤服下。市场上还有很多"地黄丸"，虽然出自六味地黄丸，但其功效及性味归经可能已与六味地黄丸不同了，应该在医生的指导下应用，切不可随意服用。

（蔡朕）

六味地黄丸类方，你用对了吗

众所周知，六味地黄丸是补肾经典名方，可是好多肾虚的患者吃完并没有效果，有的还出现了副作用，这是怎么回事？

这是因为六味地黄丸只适合肾阴亏虚的患者服用，而中医认为肾虚分多种类型，如肾阴虚、肾阴虚内热、肝肾阴虚、肺肾阴虚、肾阳虚等，因此想用六味地黄丸治各种肾虚，不会起到很好的效果。首都医科大学附属北京中医医院肾病科学术带头人张炳厚教授临床推崇补肾治法，擅长应用六味地黄丸类方治疗肾虚病证，如杞菊地黄丸、知柏地黄丸、麦味地黄丸、桂附地黄丸、金匮肾气丸等。下面分别讲讲它们的功效、主治及适用人群。

一、知柏地黄丸

本方为六味地黄丸加知母、黄柏而成。功效：滋阴降火。主治阴虚内热。适用于腰膝酸软，手足心热，盗汗，早泄，遗精，舌红少苔，脉细数人群。

二、杞菊地黄丸

本方为六味地黄丸加枸杞子、菊花而成。功效：滋肾养肝明目。主治肝肾阴虚，双目失养。适用于腰膝酸软，双目干涩，视物模糊，舌红少苔，脉沉细人群。

三、麦味地黄丸

本方为六味地黄丸加麦冬、五味子而成。功效：滋肾养肺。主治肺肾阴虚。适用于腰膝酸软，咳嗽气喘，乏力气短，口干，舌质淡红，苔白，脉沉人群。

四、桂附地黄丸

本方为六味地黄丸加肉桂、附子而成。功效：温补肾阳。主治肾阴阳两虚，侧重肾阳亏虚者。适用于腰膝酸冷，手足冷，夜尿频多，舌质淡，苔白，脉沉无力人群。

五、金匮肾气丸

市场上售卖的金匮肾气丸实际并非医圣张仲景肾气丸，而是宋代严用和《济生方》中的济生肾气丸，为六味地黄丸加桂枝、附子、牛膝、车前子而成。功效：温补肾阳，化气行水。适用于肾阳亏虚所致下肢水肿，腰膝酸软，小便不利，畏寒肢冷，舌质淡，苔白，脉沉人群。

六、归芍地黄丸

本方为六味地黄丸加当归、白芍而成。功效：养血柔肝，滋补肾阴。主治肝肾两亏，阴虚血少者。适用于头晕目眩，耳鸣，腰腿酸痛，月经量少，舌质淡红，少苔，脉沉人群。（申子龙）

"仁方"一贯煎

子曰："参乎！吾道一以贯之。"曾子曰："唯。"子出，门人问曰："何谓也？"曾子曰："夫子之道，忠恕而已矣。"这是《论语·里仁》中圣贤孔子和他的弟子曾参的一段对话。孔子说："曾参，我的思想是以一个根本的原则贯通起来的！"曾参回答："是的，确实如此。"其他的人问曾参，孔子的根本原则是什么。曾参说，老师的原则，就是忠和恕。孔子的"仁"在现实社会生活中的实际应用，即忠恕之道。

孔子的儒家思想中，最根本的思想就是"仁"。孔子的弟子曾问孔子什么是"仁"，子曰："爱人。"爱人即体现儒家的一种大爱，是仁爱之心，从父母兄弟之爱、朋友之爱，引申为对众人的爱。医生也要抱着一颗爱人的心，为患者解决病痛，正所谓医者仁心。从孔子的这句话，引出一个著名的方剂：一贯煎。

　　一贯煎出自清代魏之琇的《续名医类案》。本方由北沙参、麦冬、当归、生地黄、枸杞子、川楝子组成。之所以称为"一贯煎"，是由于本方用一味疏肝药川楝子调肝木之横逆，配入北沙参、麦冬、当归、生地黄、枸杞子这些滋养肝肾之阴的药物，寓疏于补，肝肾同治，是滋阴养肝、疏肝开郁的常用方。既符合肝肾同源的医理，又暗含滋水涵木的契机。一贯煎主治肝肾阴虚、肝气不舒引起的胸脘胁痛，吞酸吐苦，咽干口燥，舌红少津，脉细弱或弦虚，以及疝气瘕聚等。（蔡朕）

刺蒺藜和沙苑蒺藜如何区别

　　临床常用的蒺藜分两种，刺蒺藜和沙苑蒺藜。

　　刺蒺藜又名白蒺藜，看看它长的模样就不难理解了。刺蒺藜为蒺藜科、蒺藜属，药用干燥成熟果实，是1年生或多年生草本，其茎匍匐，蔓地而生，三角四刺，其形如梭，全株密被灰白色柔毛。刺蒺藜由5个分果瓣组成，呈放射状排列。主要产地是河南、河北、山东、安徽等。沙苑蒺藜又名沙苑子、潼蒺藜，入药的部位是种子，略呈圆肾形而稍扁。产于西北、内蒙古、东北等地，以陕西潼关一带为主产地。沙苑蒺藜为豆科植物、扁茎黄芪的干燥成熟种子，为多年生高大草本，高可达1米以上，全体被短硬毛。二者同名蒺藜，除了叶形相似，它们种属不同，形态各异，功效也大相径庭。

　　刺蒺藜味辛、苦，性微温，有小毒，归肝经。功能平肝疏肝，祛风止痒，明目。用于肝阳上亢之头晕目眩，胸胁胀痛，乳闭乳痈，目赤翳障，风疹瘙痒等症。刺蒺藜最早被记载于《神农本草经》：“味苦，温。主恶血，破癥结，积聚，喉痹，乳难。久服长肌肉，明目，轻身。”因其“主恶血，破癥结”，后世用以治疗瘀血症如胸痹、中风等，刺蒺藜所含的蒺藜皂苷有扩张冠状动脉、改善冠状动脉循环、增强心脏收缩力、减慢心率的作用，临床广泛应用的心脑舒通胶囊（片）就是以刺蒺藜为主药。破“积聚”，指能破结块抗肿瘤。积块明显，痛胀较甚，固定不移者为积，包块隐现，攻窜作痛，痛无定处者为聚，积多在血分，聚多在气分。“喉痹”，指白喉或急性喉炎之类。“乳难”，不仅包括乳房胀痛，还有难产、催生及堕胎之意。“长肌肉”因刺蒺藜有活血之功，血活则肌肉得以滋养，可以增加运动耐受力和爆发力。“明目”，后世用于治疗目翳肿赤，为祛风明目之要药，保护视网膜神经细胞。“轻身”，刺蒺藜具有化湿祛痰、抑制食欲、轻身减重、强身健体和抗衰老的作用。刺蒺藜自带须刺，善行能破，为破敌之先锋，开宣破气之品，以驱逐为用，无补药之功。凡气虚、血虚、孕妇宜慎用。

　　沙苑蒺藜味甘、涩，性温，无毒，入肝、肾经。无臭，嚼之有豆腥气。具有益肾固精、补肝明目之功效，用于肾虚腰痛、阳痿早泄、遗精、遗尿尿频、白带过多、尿血带下，以及肝肾不足引起的目暗不明、头昏、耳鸣耳聋等。相传，唐玄宗之女永乐公主曾是个瘦骨伶仃的黄毛丫头，整天病恹恹的，“安史之乱”时逃入民间，常年以蒺藜子代茶服用，几年之后返回宫中时，变得身体强壮，面色红润，肤如凝脂，亭亭玉立，像换了个人似的。她把带回的蒺藜子送给皇兄唐肃宗服用，唐肃宗的腰痛也大为好转，精力日趋充沛，耳聪目明。自此，沙苑蒺藜名声大振，成为一味滋补强壮的要药，作为珍品年年进贡皇室。《本草纲目》谓之“补肾，治腰痛、泄精、虚损劳乏”颇有良效。李时珍曾引《神仙秘旨》的经验说：“服之一年以后，冬不寒，夏不热。二年，老者复少，发白复黑，齿落更生。服之三年，身轻长生。"《本草汇言》载："其气清香，能养肝明目，润泽瞳人，补肾固精，强阳有子，不烈不燥，兼止小便遗沥，乃和平柔润之剂。"沙苑蒺藜为温补固涩之品，阴虚火旺及小便不利者忌服。（孙明霞）

除湿丸的正确打开方式

除湿丸是北京中医医院的院内制剂，特别受群众欢迎，可是好药并不是人人都适合用，我们还需要掌握它的适应证、注意事项。

首先，我们看除湿丸的组成：生地黄、白鲜皮、茜草、紫草、茯苓皮、栀子、泽泻、连翘、猪苓、黄芩、牡丹皮、当归、威灵仙。大致可以分为三类：①凉血活血类：生地黄、牡丹皮、茜草、紫草、当归。②祛湿利水止痒类：白鲜皮、茯苓皮、泽泻、猪苓、威灵仙。③清热解毒类：栀子、连翘、黄芩。本药主要用于治疗湿热蕴毒皮肤病证，表现为皮疹、瘙痒、局部发热、皮肤发红，甚至有渗出，舌苔黄腻。

中医所讲的湿，有内湿和外湿，分寒湿和湿热之别。寒湿病证多表现为肢体困重、畏寒肢冷、皮疹色泽晦暗、局部不热、喜热饮、容易腹泻、舌苔白腻。很显然，除湿丸不适合寒湿病证。

此外，除湿丸方中寒凉药物较多，容易伤及脾胃，对于脾虚有湿之人也不适用。脾胃为后天之本，脾胃一伤，相当于打开了一个自我生湿的开关，病情会更加缠绵难愈。

另外，即使有湿热的患者，也不是人人适合口服除湿丸。湿热容易弥漫三焦，治疗湿热在上多用三仁汤，在中多用芩连平胃散，在下多用四妙丸。现代人总觉得自己湿气大，但湿的种类有很多。除湿丸可以除湿，但并不一定能除你身上的湿，还需要辨证应用。希望大家在医师的指导下用药，不要盲目用药。（申子龙）

汗液是健康的晴雨表

出汗有两种方式，主动出汗和被动出汗。因运动而排汗属于主动出汗；因天气、环境或心理压力而出汗，称为被动出汗。汗液是身体健康的"晴雨表"，若是出汗异常，有可能是身体健康出了问题。

一、常见的异常出汗类型

1. 自汗

不因天气炎热等外界环境因素影响，白天经常出汗，称之为"自汗"。自汗多因肺气虚弱、卫阳不固、津液外泄所致，故常伴有神疲乏力、懒言气短、肢冷恶风等症状，这类人群体质素虚，容易感冒。也有一部分患者是因为体内有实热，热邪迫津外泄致自汗，这类人群大多喜食辛辣刺激食物。

2. 盗汗

入睡则汗出，醒后则汗止。盗汗多因阴虚内热，故常伴有五心烦热、夜半咽干、腰酸乏力、舌红少苔等症状。多见于经常熬夜加班、生活不规律的人群。

3. 战汗

战汗即全身战栗后汗出，是热性病过程中正邪抗争的一种表现。如发热，战汗后热退、脉静身凉，表示邪去正安、元气恢复，是疾病向愈的表现。若汗出后四肢厥冷、烦躁不安，表示正不胜邪，正气逐渐虚弱，则是危重证候。

4. 漏汗

漏汗指用药不当，使用解热镇痛药或具有发汗解表的中草药，导致身体一直汗出不止，这是因为大量出汗伤及人体阳气，从而不能固护肌表，导致汗液漏出不止。常伴有小便短少、畏寒肢冷、关节屈伸不利等症状。

5. 绝汗

绝汗又称脱汗，表现为大汗淋漓，汗出如珠，为病势危急的征象。多伴有声低息微、四肢厥冷、脉象微弱、时有时无等表现，是阳气将绝之象，多见于虚脱的患者。

二、身体的不同部位异常出汗

分清出汗类型及原因，对用药施治极为关键。身体不同部位的异常出汗，可能是疾病来临的信号。

1. 额头出汗

如果额头经常出很多汗，中医认为可能是阴虚阳亢引起的。建议有此种症状的人群，平时尽量保持心境平和，少生气。保证充足睡眠，否则天气炎热容易引起身体阴虚，肝阳上亢，特别是急性子的朋友要格外注意。

2. 鼻子出汗

鼻子总出汗，说明肺气不足，需要调理补气。肺气不足，往往是免疫力低下的表现。建议此类人群，不要剧烈运动，以免耗伤肺气。

3. 颈部出汗

颈部是汗腺分布比较少的地方，多数人不会出汗。如果颈部常常出汗，与全身的内分泌系统失调有关，说明体内的激素失衡或严重缺失，女性出现此种症状更要提高警觉。

4. 胸口出汗

胸口出汗多是体内有热的表现，多见于脑力劳动者，因生活方式不规律、饮食不节导致，常伴有心烦失眠。建议多喝水，少吃油腻、生冷的食物。同时不要过度焦虑，保持一个健康的生活方式。

5. 腋下出汗

人体腋下分布了大量的汗腺，容易出汗。但是汗液分泌旺盛，常常气味很大，就是人们常说的"腋臭"。建议：若诊断为"腋臭"，可以去医院皮肤科做简便有效的激光治疗。另外，饮食要清淡，多吃水果、蔬菜。

6. 手心、脚心出汗

手心或脚心容易出汗，中医认为这是脾胃不和的表现。建议：每天餐后按揉腹部，先顺时针揉 30 圈，再逆时针揉 30 圈。另外，要控制食量，避免进生冷食物，以七八分饱为好。

7. 半身出汗，半身无汗

半身出汗，半身无汗提示身体阴阳失调、营卫不和，建议在医生的指导下用桂枝汤调和营卫。

三、药食同源饮食调理多汗

1. 百合银耳山药粥

功效：养阴清热止汗。适用于阴虚内热盗汗人群。

材料：百合、粳米、山药、银耳、白糖少许。

用法：将山药切成小块，百合、银耳洗净与米同煮，待熟时加入白糖再煮 10 分钟，即可食用。

2. 黄芪粥

功效：益气固表止汗。适用于肺气虚自汗。

材料：黄芪、粳米、白糖适量。

用法：将黄芪、粳米放适量水煮为粥，放入白糖调味温服。

3. 小麦山药汤

功效：补气健脾敛汗。适用于脾气虚自汗。

材料：浮小麦，山药，白糖少许。

用法：二药同煎取汁，加糖调味，早晚各服 1 次。（申子龙）

晨起眼皮肿，中医如何认识

眼睑皮肤是全身皮肤中最薄的部位之一，皮下组织疏松，容易发生液体积聚而导致水肿。眼睑水肿在生理和病理情况下均可以见到。人在熬夜过度的情况下，晨起可见眼睑水肿，充分休息后可以缓解，这种情况多为生理性水肿。病理性水肿常见于过敏、急性肾炎、慢性肾炎、心力衰竭、甲状腺功能减退等。

对于晨起眼睑水肿，中医是如何认识的？《黄帝内经》说："视人之目窠上微痈，如新卧起状，其颈脉动，时咳，按其手足上，窅而不起者，风水。""目窠上微痈，如新卧起状"，表示眼睑水肿严重；病名为"风水"，说明病因为风邪。这是因为眼睑位居头面部，属于人体的阳面，外感风邪容易伤及头面部，正所谓"伤于风者，上先受之"。很多急性肾炎患者表现为晨起眼睑水肿，可以同时兼有恶寒、发热、咳嗽、泡沫尿，甚至肉眼血尿。因此治疗需要重视祛风散邪，药物常用炙麻黄、荆芥、防风、苏叶等。可以用苏叶代茶饮治疗。

晨起眼睑水肿除了与风邪有关，还与脾肾密切相关。中医五轮学说认为眼睑属脾，脾主运化水湿。如果脾气亏虚，水液运化异常可以出现眼睑水肿，还可以伴随出现乏力倦怠、纳差、面色萎黄等表现，药物常用茯苓、白术、炒薏苡仁等健脾益气，食疗方常用茯苓薏米粥。肾主水，一切水液代谢离不开肾的气化功能，所以肾虚之后，会出现眼睑水肿，多见于肾阳亏虚证，可以同时出现下肢水肿、腰酸乏力、畏寒肢冷、小便清长等症状。药物常用附子、肉桂、车前子、牛膝等温阳利水，食疗方如姜桂汤。

所以，出现眼睑水肿，不要惊慌，在专业医师指导下，明确病因、辨证食疗、辨证论治，能取得较好效果。（赵文景、申子龙）

观舌辨识肾脏健康

望闻问切是中医诊病的四种方法，其中舌诊是中医望诊中最有特色的部分。舌诊包括看舌质和舌苔。舌质指的是舌的本体，舌苔指的是舌质表面覆盖的苔垢。看舌质可以了解正气的盛衰，看舌苔可以知道邪气的深浅。肾与舌关系密切，足少阴肾经"循喉咙，夹舌本"，那如何从舌辨识肾脏健康呢？这里讲的肾脏是指中医概念里面的"肾"，中医肾虚不能等同于西医肾脏病。中医认为，肾为先天之本，是人体重要生命物质的贮藏所、人体水液代谢的枢纽，与耳、二阴、骨、头发、唾液有密切联系。正如《黄帝内经》所言，肾主藏精，主水液，主骨，生髓，通脑，其华在发。

正常人的舌象为淡红舌，薄白苔。如果舌质淡，舌体胖大，苔水滑，提示肾阳虚，临床常表现为腰酸乏力、畏寒肢冷、小便频多、下肢水肿。食疗推荐温补肾阳的食物，如生姜、小茴香、胡椒、大葱、桂皮；如果兼有水肿，可以用冬瓜皮、玉米须煮水利尿消肿；而寒凉的食物诸如螃蟹、苦瓜、苦苣、苦丁茶、绿茶、莲子心等都不适合阳虚之人食用。此外，可以艾灸关元、气海、神阙、肾俞等穴位温补肾阳，中成药可以选用金匮肾气丸、右归丸、桂附地黄丸。如果舌体瘦小，舌质红，少苔甚至无苔，提示肾阴虚，临床常表现为腰酸乏力、口干不欲饮水、五心烦热、盗汗、失眠健忘。食疗可以吃黑豆、黑芝麻、黑米、桑椹等滋阴补肾，同时要避免吃温性食物，如羊肉、鹿茸、桂圆肉、波罗蜜、榴梿、花椒、孜然、砂仁、豆蔻等；肾阴虚的人容易患口腔溃疡、嗓子干，可以选用沙参 10g，麦冬 10g，胖大海 6g 代茶饮，可以滋阴润燥；肾阴虚的人群不适合艾灸，可以选择穴位按摩，如涌泉、三阴交、太溪、肾俞等穴位；中成药可以选用六味地黄丸、知柏地黄丸、麦味地黄丸。

观舌除了可以辨别肾虚的类型，还可以明确有无邪气影响肾脏。如果舌质暗，有瘀点或瘀斑，舌下络脉迂曲，再结合患者的具体情况。如果是一位慢性肾脏病患者，提示肾络瘀滞，治疗应该活血通络，生活当中需要注意保持心情愉快，适当运动，促进气血流动；穴位按摩可以选择血海、膈俞、合谷等；中药如川芎、丹参、桃仁、红花、鬼箭羽、莪术、三七粉等都具有很好的活血化瘀的功效，需要在医院处方用药。

舌苔的不同分部可以提示不同的脏器病变，舌尖代表上焦心肺，舌中代表中焦脾胃，舌边代表肝胆，舌根代表下焦肾。如果舌根部舌苔黄腻，提示下焦湿热，而肾位于下焦，湿热之邪势必会影响肾的气化功能，出现小便浑浊、小腹胀满，男同志还可能出现尿频、尿急、阴囊潮湿，甚至前列腺炎，女同志还可能出现外阴湿疹、外阴瘙痒、白带增多有异味，甚至泌尿系感染。应该清淡饮食，食疗选用赤小豆 30g，生薏苡仁 30g 煮粥清热利湿；穴位按摩选择阴陵泉、足三里等；中成药可以选用四妙丸、八正颗粒、热淋清颗粒等。（赵文景、申子龙）

《黄帝内经》"生病起于过用" 对养生防病的指导意义

"生病起于过用"是中医发病学的一个重要观点，出自《黄帝内经》："春秋冬夏，四时阴阳，生病起于过用，此为常也。"意思为春秋冬夏不同季节的气候对人体的生理、病理变化有重要的影响，由于外邪侵犯、情志不遂、饮食失节、劳逸失调超过了人体的耐受程度，自我调节功能障碍，从而导致疾病的发生。深入理解"生病起于过用"的内涵，对于许多慢性病的调护具有重要的指导意义。下面主要探讨的是不良的生活方式对健康的影响及其对策。

一、饮食过用

"饮食过用"主要指暴饮暴食，嗜食辛辣、生冷、甜食、醇酒厚味之品，日久影响到脾胃功能，正如《黄帝内经》所言"饮食自倍，肠胃乃伤"。脾胃运化功能失调，水湿内生，湿邪困阻全身气机，临床可以见到头昏沉、胸脘痞满、身体沉重、肢体倦怠、大便黏滞不爽等症状，多见于太阴脾虚体质之人；饮食失节，胃热炽盛者，可见口臭、牙龈肿痛、牙龈出血、大便干等，多见于阳明胃热体质之人。饮食过用与 2 型糖尿病、高脂血症、高尿酸血症、痛风、代谢综合征等代谢性疾病的发生密切相关。对于肾脏病患者来讲，"饮食过用"是影响肾功能的重要因素，许多慢性肾脏病患者，自以为尿中丢失了许多蛋白，大量摄入高脂、高蛋白饮食，结果反而损伤肾脏，可见加强患者健康教育，对于防治、延缓慢性肾脏病进展有重要意义。此外，生活中还存在大量节食减肥的人群，与饮食过用相反，我们可以称之为

"饮食不及"，以女同志多见，饮食极其不规律，甚至不吃饭，久而久之，全身代谢紊乱，精神情志失调。

调护对策

1. 首先应该摆正心态，理解健康合理的饮食对维持人体健康具有重要意义。关键在于知行合一，落实在行动上。

2. 对于阳明胃热体质之人，可以多吃粗粮、芹菜、油菜、大白菜、胡萝卜、白萝卜、黄瓜、苦瓜等。大便干，数日一次者，可用栀子代茶饮。以栀子 10g 开水冲泡，当茶频饮，清热泻火。

3. 对于太阴脾虚体质之人，可以多吃扁豆、薏苡仁、山药、芡实等。穴位可以选择点按合谷、足三里、天枢、胃俞、大肠俞、阴陵泉等，起到补益脾胃的作用。

二、情志过用

《黄帝内经》言："悲哀愁忧则心动，心动则五脏六腑皆摇。"意思为，悲哀忧愁这些不良情绪如果得不到有效的疏解，就会影响心主血脉、主神志的功能。心为五脏六腑之大主，如果心不能主血，或心神失调，进而会导致五脏六腑病变。如今大家的生活、工作压力普遍较大，如果调节不及时，就会产生各种各样的疾病，如神经性头痛、神经官能症、抑郁症、焦虑症、甲状腺功能异常、甲状腺结节、乳腺增生、肠易激综合征等。这在少阳气郁体质、厥阴肝旺体质之人更为多见。少阳气郁体质之人多为肝气疏泄不及所致，表现为情绪低落、爱叹气、胸胁满闷甚至消极处世，喜悲伤欲哭；厥阴肝旺体质之人多为肝气疏泄太过所致，表现为急躁易怒、注意力不集中、没耐心、容易情绪激动、不能控制自己的情绪。

调护对策

1. 多自我暗示，鼓励自己，增强信心，结合自己的实际情况设定目标，既不要好高骛远，也不要妄自菲薄，尽力即可。

2. 少阳气郁体质之人，要多参加户外活动，亲近大自然，广交朋友，听一些节奏欢快的音乐。可以用玫瑰花15g，月季花15g代茶饮疏肝解郁。

3. 厥阴肝旺体质之人，要多换位思考，意识到急躁易怒的不良影响，听一些旋律悠长的音乐。可以用夏枯草15g，决明子15g，菊花15g代茶饮清肝泻火通便。

三、运动过用

适当的锻炼有益于身体健康，但过度锻炼会对身体造成损害。现在，"全民健身"理念已经深入人心，但如何锻炼，锻炼量多少，什么运动适合自己，如何把握，实际上鲜有人知。新闻时有报道，马拉松体育爱好者因为长时间跑步，发生横纹肌溶解、急性肾衰竭，甚至出现猝死的悲剧。早在《黄帝内经》就提到"劳则耗气""久行伤筋"，建议人们"不妄作劳"。许多人忽视了运动对慢性肾脏病的影响，实际上，运动过度或过度劳累均会加速慢性肾脏病的进展。曾遇到一位慢性肾衰竭急性加重患者，自诉为了增强体质，保护肾功能，带家人远去马尔代夫旅游游泳，结果事与愿违，自尝苦果。

调护对策

1. 运动以自己不感觉劳累为度，或在医师指导下锻炼。

2. 对于患有慢性肾脏病、高血压、冠心病等慢性病的患者，建议不要参加剧烈运动如打篮球、踢足球等体育竞技赛事，可以选择八段锦、太极等轻柔和缓的运动，既能锻炼身体，又能调节心情，缓解压力。

四、药物过用

药物过用已经成为药源性疾病的重要原因之一。对慢性肾脏病而言，药物性肾损害尤为显著。小杜（化名）因为平常工作压力大，经常头痛，止痛片成了小杜的常备药。突然有一天，小杜感觉恶心，不想吃饭，同事看小杜的面色也很差，建议他去医院看看病，他这才放下手头的工作去医院看病，等到化验结果出来了，大惊失色，发现肾衰竭了。实际上不只镇痛药，其他如头孢菌素类、喹诺酮类、磺胺类、万古霉素、抗肿瘤药、抗病毒药、造影剂、重金属、环磷酰胺、甲氨蝶呤、环孢素、他克莫司、甘露醇、别嘌呤、西咪替丁、丙硫氧嘧啶以及含马兜铃酸的中药等均会造成肾脏损伤。其中，含马兜铃酸的中药有关木通、广防己、马兜铃等。

调护对策

1. 通过权威途径了解临床哪些药物可能对肾脏有损害，既不要讳疾忌医，也不要盲目用药。

2. 要在医师的指导下用药，权衡利弊，中病即止，不可过服。

人体许多疾病的发生可归结于一个"过"字，拥有一个健壮的体魄，一颗强大的内心，养成一个健康的生活方式，说起来容易，做起来难，如何把握其中的尺度，需要我们用一生去感悟，去实践。（申子龙、张正媚）

《黄帝内经》"百病生于气"对于现代养生防病的指导意义

"百病生于气"出自中医经典著作《黄帝内经》："百病生于气也，怒则气上，喜则气缓，悲则气消，恐则气下，寒则气收，炅则气泄，惊则气乱，劳则气耗，思则气结。"其含义为许多疾病的发生与人体气机的紊乱密切相关，其病因大致有情志异常、寒热失调、过度劳累。下面主要探讨的是情志异常对疾病发生、发展的影响。

"怒则气上"指人生气的时候，气会往上走，肝气上逆，表现为头晕、头痛、耳鸣，甚至诱发急性脑血管疾病。对慢性肾脏病患者来讲，肾性高血压本来就很难控制，急躁易怒更容易引起血压升高，使得肾脏病加速进展；肝气克伐脾胃，可表现为恶心、纳差，甚至吐血、腹泻。"喜则气缓"指过度喜乐会导致心气涣散，神不守舍，可表现为失眠、健忘，甚至发狂等。《儒林外史》中范进中举后，因喜而疯也是同样的道理。"悲则气消"指过度悲伤可以消耗人体的正气。《红楼梦》中的林黛玉体弱多病，这与她多愁善感、心境忧郁有很大关系。"恐则气下"指过度恐惧导致人体的气机下陷，可表现为二便失禁、遗精滑精等。笔者曾经在临床上遇到一名患者，因乘坐电梯失控，掉入地下室，从此落下阴缩病证，阴缩就是"恐则气下"的一种表现。有许多慢性肾衰竭患者不能接受自己肾衰竭，害怕透析，情绪紧张、悲伤失望，殊不知逃避并不能解决问题，反而会加速肾衰竭，这里面既有"悲则气消"的影响，也有"恐则气下"的影响。"惊则气乱"指受惊后气机失常，可表现为心神不定，疑神疑鬼，受惊后血压快速升高，也会对慢性肾脏病患者的肾功能造成损害。"思则气结"指过度思虑后，气机郁结，导致气滞、血瘀、痰凝，可表现为胸脘满闷、嗳气食少、健忘、抑郁焦虑、月经失调等，甚则发生甲状腺结节、乳腺腺瘤、子宫肌瘤等。情志致病有"因郁而病"和"因病而郁"两种情况，"因郁而病"指因为情志异常导致疾病发生、发展，"因病而郁"指因为所患疾病导致情志异常，二者有一定区别。

明白了"百病生于气"的道理，我们就要在生活当中注意调节自己的情绪。凡事看开一些，积极面对生活工作当中的挫折和苦难，不以物喜，不以己悲。同时可以根据自己的体质，通过一些饮食或代茶饮来调节自己的情志。如少阳气郁体质之人，平常适合食用黄花菜、香橼、佛手、橘子、橙子等，月季花、玫瑰花、茉莉花代茶饮也可以起到疏肝解郁的效果；用手掌的大鱼际叩击两乳中间的膻中穴和深呼吸练习，也可以起到疏肝解郁的效果。厥阴肝旺体质之人，可以用桑叶、菊花适量泡水喝，也可用苦丁茶、草决明代茶饮清肝明目。（申子龙，张正媚）

健脑先补肾

很多人不知道，脑病多与肾虚有关，特别是老年痴呆。中医认为，脑功能的正常发挥与肾精充足密切相关。因此，想健脑应该先补肾。

《黄帝内经》曰："肾主藏精，主骨，生髓，通脑。"意思是说，肾精充足有助于脑髓产生，脑髓充足，大脑功能才能正常发挥。如果肾精亏虚，脑髓失养，就会出现头晕耳鸣、健忘、智力减退、视物模糊、腰酸乏力等症状。《黄帝内经》还有"肾者，作强之官，伎巧出焉"之说，意思是说，肾气充盛则筋骨强健，动作敏捷，精力充沛。如果肾气亏虚，脑部失养，人的智力就会减退，生活能力就会退化，这在阿尔茨海默症患者中表现尤为突出。

很多脑血管疾病发病也与肾虚密切相关。有些中年人操劳过度诱发急性脑血管病，这类患者多肾阴亏虚，阴虚日久不能制约阳气，肝阳上亢，就会导致中风。对于慢性肾脏病患者，尿毒症脑病是慢性肾衰竭严重的并发症之一，其病机除了肾虚，湿浊邪毒也是重要的病理因素，多为肾气亏虚，失去气化，湿浊邪毒内生，上犯脑窍而致。

肾虚可以导致脑病的发生，反过来，脑病也会影响肾脏的功能。《本草纲目》记载："脑为元神之府。"这说明，脑与神志活动密切相关。很多脑病患者，比如癫痫患者，大小便失禁，这是因邪犯清窍，元神失控，肾失封藏，从而出现二便失禁。

日常要从护肾养生的角度防治脑病。一方面，应重视固护肾精，使得脑髓来源充足。肾阴虚患者应多吃一些清淡、性凉、有滋阴补肾作用的食物，如鸭肉、燕窝、黑豆、芝麻、黑木耳、黑米、银耳、桑椹、山药等；肾阳虚患者多吃一些温热补肾的食物，如羊肉、牛肉、虾、小茴香、孜然、韭菜等。方剂常用六味地黄丸、耳聋左慈丸、明目地黄丸、五子衍宗丸、肾气丸等。另一方面，需要祛除痰热、瘀血等邪气，避免影响脑之元神。推荐一个食疗方——百合银耳莲子羹，做法：百合 30g，银耳 50g，莲子 15g，枸杞子 15g，文火久炖，然后用少许冰糖调味。（赵文景、申子龙）

肾脏病患者失眠、多梦、易醒，怎么办

2023 年 11 月有一位肾脏病患者向申子龙医生咨询。患者40 多岁，最近 1 个月因为工作压力大，辛辣刺激食物吃得多，出现入睡困难，多梦、半夜醒后难入睡的情况，晨起观察舌苔黄厚腻，每天早上起来刮舌苔，看网上说酸枣仁代茶饮可以治疗失眠，想咨询一下这种情况是属于失眠吗？可不可以服用酸枣仁？

这种情况很显然属于失眠，中医称之为"不寐"，是由阳不入阴引起的，可以表现为入睡困难，也可以表现为眠浅易醒，严重的患者甚至彻夜难眠。中医认为，失眠和心、肝关系最为密切，其次是脾、肾，心主神志，肝藏魂，如果心神不安、魂不守舍，就会出现多梦、易醒等情况。

根据该患者入睡困难，多梦、半夜醒后难入睡表现，舌苔黄腻，考虑痰火扰心，心神不宁，治疗需要清热化痰。只吃酸枣仁是无效的，因为酸枣仁的功效是养心安神，是一味补药，心血亏虚、心阴亏虚证服用酸枣仁才有效，而该患者的失眠属于实证，是有邪气，而非正气不足，口服酸枣仁还有可能加重病情。所以针对失眠，不管是调养还是辨治，都需要分清虚实，辨别清楚是由于阳气太盛不能入阴，还是由于阴血亏虚，不能纳阳。

如果由于饮食不节，过食肥甘厚腻或辛辣刺激之品，伤及脾胃，脾胃不能运化水湿，水湿停滞日久化热而成痰热，痰热扰心就会出现心烦、失眠，舌苔可以表现为黄腻，或黄白相间，多见于阳明体质人群。治疗应该清热化痰，方用黄连温胆汤，食疗可以选用陈皮茶、竹茹茶、茯苓粥等，穴位按摩阴陵泉、足三里等。

针对肾脏病患者失眠的调护，需要具体问题具体分析，不能一方统治。本病多见于少阴体质、少阳体质、厥阴体质、阳明体质、太阴体质人群。

少阴体质失眠和心、肾密切相关。《黄帝内经》认为"男子五八，肾气衰""女子七七，任脉虚，太冲脉衰少，天癸竭"，中老年人由于生理功能减退，加上肾病日久，肾气亏虚，心肾不交，容易出现失眠健忘、腰酸乏力、潮热盗汗等。治疗多采用天王补心丹、黄连阿胶汤，食疗可用枸杞子、桑椹、百合、山药等煮粥，穴位按摩三阴交、太溪、涌泉等。

少阳体质、厥阴体质失眠都跟情绪相关。少阳体质多见于女性，表现为爱生闷气，遇事容易焦虑。治疗应疏肝解郁，方用柴胡疏肝散、逍遥散，食疗可用玫瑰花、月季花、合欢花代茶饮，还可以做扩胸运动，穴位按摩期门、内关等。

厥阴体质失眠多见于男性，表现为急躁易怒，心烦失眠，工作生活压力大，常合并高血压。治疗当清肝泻火，多采用小柴胡汤、天麻钩藤饮治疗，食疗可用夏枯草、桑叶、菊花代茶饮，穴位按摩太冲、合谷等。

太阴体质人群常因过度思虑，劳伤心脾，气血亏虚，心神失养出现心悸失眠、倦怠乏力、纳差。治疗应该补益心脾、益气养血。方用归脾汤，食疗可选用桂圆、大枣、山药煮粥，穴位按摩足三里、中脘等。（申子龙）

肾脏病患者便秘怎么办

2023年9月申子龙医生接触了一位老年肾脏病患者，主诉是习惯性便秘。前医考虑便秘日久，病情顽固，予大黄20g等口服泻下通便，没想到下利不止，胃脘不适，甚至出现肛门下坠。这就是下法使用不当给患者带来的问题。有的患者还对泻药产生了依赖性，一吃就拉，不吃就便秘。

所以我们不能见到便秘就想到用大黄、芒硝通便，而是应该根据患者的实际情况来辨证选药，老年肾脏病患者体质虚弱，多表现为虚人便秘。如果大便干如粪球，口干不欲饮，多为阴虚便秘，应该使用增水行舟法，方如增液承气汤；如果畏寒肢冷，大便干，多为阳虚便秘，方如济川煎；如果乏力气短，排便无力，多为气虚便秘，方用补中益气汤，方中用生白术30～90g；如果口干，口渴，喜冷饮，大便干，可以用麻子仁丸。

除了辨证论治，还需要重视用通便药的层次。轻剂可用生白术、莱菔子、麻子仁，中剂可用瓜蒌、赤芍、白芍，重剂可用大黄、芒硝。

最后，运用通便药，还需要考虑患者的兼证。如除大便干之外，患者兼有咽痛，可以用牛蒡子利咽通便；兼有腹胀，可以用莱菔子、枳实行气通便；兼有入睡困难，加用炒酸枣仁、柏子仁、麻子仁安神润肠通便；兼有心烦急躁，加用生栀子清热除烦通便。

总之一句话，老年肾病患者便秘治疗要辨证论治，顾护正气。（申子龙）

蛋白尿中医如何治疗

蛋白尿是肾脏病常见的临床表现。根据蛋白尿的性质可以分为生理性蛋白尿和病理性蛋白尿。前者指在发热或剧烈运动后出现的一过性蛋白尿；后者则是肾脏器质性病变造成的蛋白尿，一般为持续性蛋白尿。病理性蛋白尿需要积极治疗。蛋白尿常表现为持久细小的泡沫尿，属于中医"尿浊"范畴，下面具体谈一谈蛋白尿的中医治法。

一、为什么说健脾补肾是治疗蛋白尿的基本治法

蛋白尿的成分有白蛋白、免疫球蛋白等，这些都属于人体精微物质。肾为先天之本，主藏精，是人体重要生命物质的贮藏所；脾为后天之本，主运化水谷，统摄精微，是气血生化之源。如果饮食不节，劳倦过度，伤及脾肾，肾虚不能固摄，脾虚不统摄，精微下泻，则可出现蛋白尿。所以蛋白尿的病机以脾肾亏虚为本，治疗应重视健脾补肾治法，药物常用生黄芪、党参、炒白术、茯苓、熟地黄、山药、山茱萸等。此外，也需要重视补肾固精，药物常用芡实、金樱子、莲子肉、菟丝子等。

二、为什么感冒后，蛋白尿会增多

慢性肾脏病患者一旦感冒，蛋白尿就会增多，肾脏病就会加重，所以冬季也是肾脏病患者病情加重的高发季节。《黄帝内经》云："少阴属肾，肾上连肺，故将两脏。""肾足少阴之脉……入肺

中，循喉咙，夹舌本。"可见肺肾密切相关。感冒之后，外邪侵袭，循经伤及肾脏，加重肾脏病变，促使蛋白尿增多，这个时候治疗蛋白尿应重视肺肾同治。感冒治好了，蛋白尿也会减少，具体有祛风散寒、疏风清热、祛风除湿等治法。祛风散寒药物常用麻黄、桂枝、荆芥、防风；疏风清热药物常用金银花、连翘、牛蒡子、板蓝根；祛风除湿药物常用羌活、独活、穿山龙、蚕沙等。

三、为什么肾病缠绵难愈

这是因为湿邪内蕴，湿性黏滞。"黏"，即黏腻；"滞"，即停滞。因此，湿邪为病多缠绵难愈，病程较长或反复发作。湿邪伤人，其病多见于下部，如下肢水肿，所以说"湿邪不除，蛋白难消"。

那湿邪是怎么来的？有外感因素，如居住地潮湿阴冷，可表现为肢体困重；也有内伤因素，如饮食不节，嗜食肥甘厚腻，脾胃功能失调，可表现为脘腹痞满、大便不爽。治疗：外湿应该祛风除湿，药物常用羌活、苏叶、青风藤、海风藤等。内湿应该辨别是湿热还是寒湿。治疗湿热应该清热燥湿或清热利湿，清热燥湿常用黄连、黄芩、苍术、厚朴等，清热利湿常用生薏苡仁、滑石、通草、六月雪等；治疗寒湿应该温化，药物常用熟附子、干姜、茯苓、炒白术等。

四、中医治疗蛋白尿为什么有时候要活血散结

一方面，从整体上讲，肾病日久，久病入络，患者多表现为舌淡暗，舌下络脉迂曲，面唇色暗，下肢肌肤甲错；另一方面，肾穿刺活检病理可提示肾小球硬化，系膜基质增多，肾小管间质纤维化，相当于中医讲的"微型癥瘕"，因此需要活血散结治疗。

　　活血药的层次应该根据病情的不同进行选择。病情轻的可以选择桃仁、红花、当归、川芎、丹参活血化瘀，病情重的可以选用三棱、莪术、鬼箭羽、水蛭破血散结。同时要注意血脉瘀结的原因：气虚血瘀的，治疗要益气活血；气滞血瘀的，治疗要行气活血；阳虚血瘀的，治疗要温阳活血；阴虚血瘀的，治疗要养血活血。所以蛋白尿的治疗要将宏观整体与微观病理结合，这样才能更好地把握病情变化，见微知著。（申子龙）

《黄帝内经》"正气存内，邪不可干"对慢性肾脏病防治的指导意义

　　我国流行病学研究显示，18岁以上人群慢性肾脏病的患病率为10.8%。慢性肾脏病已成为继心脑血管病、肿瘤、糖尿病之后又一个威胁人类健康的重要疾病，成为全球性公共卫生问题。中医药治疗慢性肾脏病有几千年的历史，有系统的理论体系和许多临床实用的方药，在保护肾功能、延缓肾脏病进展、改善患者生存质量方面有显著优势。

一、"正气存内，邪不可干，避其毒气"的内涵

　　"正气存内，邪不可干"出自《黄帝内经》："黄帝曰：余闻五疫之至，皆相染易，无问大小，病状相似，不施救疗，如何可得不相移易者？岐伯曰：不相染者，正气存内，邪不可干，避其毒气。"文中明确提出了防治传染病的两个基本条件，"正气存内"和"避其毒气"。深入理解"正气存内，邪不可干，避其毒气"的内涵，不仅对传染病的防治有现实意义，对于慢性肾脏病的防治同样具有重要的指导作用。"正气存内"强调自身正气的重要性，

从防治慢性肾脏病角度理解即为保护肾功能；"避其毒气"意在避免接触对人体有害的病邪，从防治慢性肾脏病角度理解即为避免接触有可能影响肾脏功能的病原体，或尽量不要口服对肾脏有损害的药物，在治疗的过程中重视祛邪外出。要想做到"邪不可干"，延缓甚至阻止慢性肾脏病进展，"正气存内"和"避其毒气"二者缺一不可。

二、慢性肾脏病发病特点及中医的认识

慢性肾脏病患者常因反复发作的上呼吸道感染而加重病情。研究发现，风邪为上呼吸道感染发病的主要病因，并常兼有寒、热、湿邪。另外，系统性红斑狼疮、类风湿关节炎、过敏性紫癜、皮肌炎等继发性肾脏病的发生、发展与风邪密切相关。风邪及其兼夹外感病邪是慢性肾脏病产生和进展的始动和加重因素。慢性肾脏病的临床表现与中医古籍文献记载的"水肿""肾风""肾水""关格"等论述密切相关。《黄帝内经》言："风之伤人也，或为寒热，或为热中，或为寒中，或为疠风，或为偏枯，或为风也，其病各异，其名不同。或内至五脏六腑……为肾风……肾风之状，多汗恶风，面瘨然浮肿。"明确指出肾风发病与外感风邪密切相关。

三、慢性肾脏病中医药防治措施

北京中医医院肾病科为国家中医药管理局重点专科，长期致力于慢性肾脏病的防治，在传承肾病专家姚正平"命门-三焦气化学说"、张炳厚"培补真阴、阴中求阳、育阴涵阳"学术思想的基础上，结合西医诊疗手段，倡导"中西医优势互补，防治结合，寓防于治，心身同调，综合治疗"的治疗理念，充分发挥中医药保护肾功能、延缓肾衰竭、改善生存质量的优势。目前，北

京中医医院肾病科有糖尿病肾病、膜性肾病、慢性肾衰竭三大优势病种，经过 50 多年临床实践，形成一系列诊疗方案，使众多肾脏病患者得到了有效救治。防治措施主要包括以下两方面。

1. 正气存内

《黄帝内经》言："邪之所凑，其气必虚。"固护正气对于防治慢性肾脏病、保护肾功能具有主导作用。除了通过养成健康的生活方式培补正气，还可通过中药口服、中药泡洗、针灸推拿、穴位贴敷来固护人体正气。要时刻把固护肾元、保护肾功能作为治疗的中心。早期重视益气养阴，药物常用黄芪、当归、麦冬、生地黄等；中晚期重视滋阴温阳，药物常用熟地黄、龟甲、附子、肉桂等；活血化瘀利湿法贯穿始终，药物常用川芎、丹参、茯苓、土茯苓等。另外，针对慢性肾脏病并发情绪障碍、进食差、皮肤瘙痒、肢体畏寒等情况，充分发挥针刺、隔物灸等非药物疗法优势，减轻患者痛苦。

2. 避其毒气

在重视固护人体正气的同时，要重视"避其毒气"。从预防的角度理解，慢性肾脏病患者要注意增强体质，避免在人群聚集场所长时间逗留，在季节变换、寒热变化较快的天气，注意防寒保暖，避免感冒。对临床医师的启示是，治疗慢性肾脏病要重视"从风论治"，在固护正气的基础上，针对不同的外邪辨证用药。或祛风散寒，药物常用荆芥、防风、苏叶、麻黄、桂枝等；或祛风清热，药物常用蝉蜕、薄荷、金银花、连翘等；或祛风除湿，药物常用羌活、独活、青风藤、海风藤等；或祛风通络，药物常用蝉蜕、僵蚕、水蛭、鬼箭羽等。现代药理研究发现，疏风散寒、清热祛湿中药多具有抗炎、免疫调节作用。（申子龙）

服中药期间怎么忌口

很多患者对吃中药期间的饮食禁忌，存在这样或那样的疑惑。对于肾脏病患者来说，服中药期间到底什么能吃，什么不能吃？要告诉大家的是，我们说的忌口常常是针对疾病来讲的，因为病情的需要应该减少或限制某些食物的摄入，当然这些忌口也有助于药物疗效的发挥。但是我们所说的饮食禁忌，并非只在服用中药期间遵守，更要内化成生活习惯，需要长期坚持。对于慢性肾脏病来讲，肾脏病患者至少应该做到以下几条。

一、低盐饮食

这个话题真的是老生常谈。为什么百说不厌？因为我们是美食大国，历来讲究"色香味俱全"，"淡而无味"实行起来真的很难。

然而，盐的过量摄入危害很大。我们知道，过多的盐摄入不仅会让血压升高，使很多降压药的效果难以发挥，还会加重肾脏病患者的水肿。有研究表明盐过量还会直接加重蛋白尿，加速肾功能减退进展。

经常会听到有些肾脏病患者抱怨，他们吃得已经很淡了，为什么还是超标？因为生活中的"隐性盐"太多了，比如酱油、蚝油、味精等调味品，腊肉、午餐肉等腌制加工食品，甚至在蛋糕、饼干等一些我们尝起来"甜"的零食中也含有不少盐。再比如，日常 1 包泡面中的钠含量就达到了 5g，也就是说如果一时嘴馋吃了 1 包泡面，那今天的钠摄入就已经足量了。肾脏病患者应该养成看食物成分表的习惯，学会换算摄入量，如 400mg 钠大约相当于 1g 食盐。

二、适量蛋白摄入

门诊经常会有患者问："我是不是不能吃豆制品？""是不是要低蛋白饮食？"蛋白质代谢产生的含氮废物主要经过肾脏排出体外，若肾功能受损，这些代谢废物就会在体内蓄积。为了减轻肾脏的负担，又要满足机体正常代谢和对营养的需要，肾脏病患者需要根据肾功能受损的程度及治疗，科学地控制蛋白质摄入量。

但是，低蛋白饮食不能一概而论。透析前的患者需要优质低蛋白饮食。优质蛋白大多都是动物蛋白，而大豆蛋白虽然是植物蛋白，但因其氨基酸组成与牛奶蛋白质相近，也属于优质蛋白，所以肾脏病患者适量摄入豆制品是没有问题的。慢性肾脏病的1～2期，每日蛋白摄入应按理想体重控制在每千克体重0.8g左右，3～4期应在0.6g以下，尿毒症期应在0.4g以下。对于蛋白质丢失的患者，如肾病综合征患者，每日蛋白质摄入量可适当放宽。对于透析后的患者，因为透析会加剧体内蛋白的丢失，所以应适当增加蛋白质的摄入。腹膜透析患者，每日蛋白摄入量应按照理想体重控制在每千克体重1.2～1.3g。血液透析患者，每日蛋白摄入量应按照理想体重控制在每千克体重1.2g。

三、饮食方面的注意事项

这要根据具体的个人情况判断。如果患者平时容易上火或是湿热较重，那辛辣食物还是少吃为好；如果患者脾胃虚寒，平素稍不注意就腹泻，那生冷食物还是尽量少吃。慢性肾脏病患者很多都有高尿酸血症，不仅海鲜肉类要限制，还有很多其他高嘌呤的食物也得忌口。药物治疗固然重要，良好的饮食习惯才是健康的基础。

有的肾脏病患者会说，讲了这么多，好像一旦得了肾脏病就没有什么可以吃的了，其实并不是这样。建议肾脏病患者多吃新鲜食材，不仅味道鲜美，易于吸收，而且营养破坏少，没有食品添加剂，即使少盐也不会难吃。另外，尽量利用食物本身的味道进行烹饪，如清蒸，可以多选择葱、姜、蒜、柠檬汁等一些新鲜的配料进行调味。（王梦迪）

服中药期间可以喝茶吗

很多肾脏病患者拿到医生的中药处方，经常会问："大夫，我吃中药有什么忌口吗？""听说茶可以解药，是不是不能喝茶？""喝酒有影响吗？""吃中药真的不能喝茶吗？"

"吃药不饮茶"的说法最早源于清代《格致镜原》，其中说："神农尝百草，一日而遇七十二毒，得茶以解之，今人服药不饮茶，恐解药也。"流传至今有了"吃药不饮茶"的说法。既往有研究也认为，茶叶中含有的大量鞣酸，容易与很多中药的有效成分生物碱发生反应，产生不溶性沉淀，如麻黄中含有的麻黄碱和伪麻黄碱，黄连、黄柏中的小檗碱，百部中的百部碱，这时就需要将服汤药与饮茶至少间隔 2 小时，以免影响中药的疗效。而事实上，所谓的"鞣酸说"早已被正名。茶中的鞣酸含量并不多，红茶中鞣酸的含量约为 5%，绿茶也只有 10% 左右，而茶叶苦涩味道的真正来源主要是茶多酚。药理研究表明，茶多酚具有抗氧化、调血脂、抗菌等多种功效。

实际上，中医早就把茶作为一味中药来应用。茶味苦、甘，性凉，入心、肝、脾、肺、肾五经。苦能泻下、燥湿、降逆，甘能补益缓和，凉能清热、泻火、解毒。中医古方"川芎茶调散"即以茶入方治疗疾病。茶叶中的很多成分，现在被证明也具有一定的保健作用。然而，茶的种类很多，不同茶的寒热温凉特性不同，不同体质的人在服用时也应当有所选择。如脾胃虚寒的患者要尽量少喝绿茶等凉性茶。（张康）

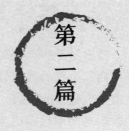

第二篇

肾脏病基础知识篇

慢性肾脏病的蛛丝马迹

慢性肾脏病（CKD）因患病率高、知晓率低、预后差和医疗费用高，是继心脑血管疾病、糖尿病和恶性肿瘤之后，又一严重危害人类健康的疾病。近年来，CKD 患病率逐年上升，全球一般人群的患病率已高达 14.3%，我国横断面流行病学研究显示，18 岁以上人群的 CKD 患病率为 10.8%。早发现、早诊断、早治疗可明显改善 CKD 患者的预后。那么，哪些症状可帮助早期发现患有 CKD？下面让我们一起学习一下。

一、泡沫尿

蛋白尿是 CKD 常见的表现之一，多表现为泡沫尿，可以看到尿中泡沫增多，特别是细小的泡沫，不容易消散。正常人尿中也可能出现泡沫，多容易消散。如果不好区分，化验一个尿常规（图 1）就能鉴别。

检验项目	英文对照	结果	单位	参考值	检验项目	英文对照	结果	单位	参考值
尿干化学					10 白细胞酯酶	LEU	- 0Cell/uL		(-) 阴性
1 葡萄糖	GLU	+1 5.5mmol/L		(-) 阴性	尿流式				
2 胆红素	BIL	- umol/L		(-) 阴性	11 红细胞	RBC	76.00 ↑ /ul		0.00-25.00
3 尿胆原	UBG	Normal		Normal	12 白细胞	WBC	24.80 /ul		0.00-30.00
4 酮体	KET	- 0mmol/L		(-) 阴性	13 上皮细胞	EC	26.60 ↑ /ul		0.00-15.00
5 蛋白	PRO	+3 >3.0g/L		(-) 阴性	14 管型	CAST	8.21 ↑ /ul		0.00-0.70
6 亚硝酸盐	NIT	-		(-) 阴性	15 细菌	BACT	91.70 /ul		0.00-5000.0
7 比重	SG	1.020		1.003-1.030	16 完整红细胞百分比	RBC%	0.00 %		
8 酸碱度	PH	5.5		5.0-7.0	17 红细胞信息	Info-都为一性小红细胞?			
9 潜血(隐血)	BLD	+2 80Cell/uL		(-) 阴性					

图1　尿常规1

二、血尿

血尿指新鲜尿液经离心沉淀后取沉渣进行人工镜检，每高倍镜视野发现红细胞≥3 个。当 1L 尿液中含有超过 1mL 的血液时，肉眼才能判别出颜色，即肉眼血尿。需要注意的是，红色尿不一定是血尿。

常见的可导致尿液呈现红色的干扰因素有以下几种。

食物因素：甜菜、辣椒、番茄叶。

药物因素：利福平、苯妥英钠、氯喹、吲哚美辛、奎宁等。

血液混入：月经污染、痔疮出血。

另外，肉眼血尿也不一定完全来自肾脏。如溶血导致的血红蛋白尿，横纹肌溶解导致的肌红蛋白尿，做尿相位差结合其他化验指标可资鉴别。

血尿有2种原因。①内科性血尿：又叫肾小球源性血尿，指各类原发或继发性肾小球肾炎引发的血尿。尿相位差镜检可以看到变形的红细胞。②外科性血尿：各种原因导致的泌尿系统（包括肾、输尿管、膀胱或尿路）出血引发的血尿。常见原因有结石、结核、肿瘤、血管畸形等。尿相位差镜检时，尿液中的红细胞大多形态正常。

三、水肿

水肿的原因有心源性、肾源性、肝源性、内分泌性等。CKD的水肿特点为晨起眼睑浮肿，双下肢对称性、可凹性水肿，活动后加重，严重者可出现胸水、腹水、阴囊水肿等。

四、夜尿频多

肾小管的浓缩功能下降，可出现夜尿频多、多尿、尿比重降低等。引起肾小管病变的常见原因有慢性间质性肾炎、慢性肾盂肾炎、高血压性肾病、肾小管疾病。

五、腰痛

腰痛的病因复杂多样。与CKD相关的腰痛多见于肾结石、肾盂肾炎、慢性肾小球肾炎、肾周脓肿。肾结石腰痛的特点为突发绞痛，可经下腹部放射至大腿内侧，伴有血尿。急性肾盂肾炎腰痛的特点为腰酸痛，伴有寒战，高热，血常规白细胞计数升高等表现。慢性肾小球肾炎的腰痛多伴有血尿、蛋白尿、水肿等。肾周脓肿常出现腰部胀痛，甚至出现肿块，伴有全身感染。

六、高血压

高血压有原发性高血压、继发性高血压之分。肾性高血压是肾脏疾病导致的高血压，属于继发性高血压范畴，发生在 CKD 之后，临床较难控制。

七、贫血

贫血是慢性肾衰竭的常见并发症。肾性贫血病变机制复杂，主要原因是促红细胞生成素（EPO）相对缺乏，其他因素还包括缺铁、失血、炎症、营养缺乏等。

八、恶心呕吐

恶心、呕吐等胃肠道反应不是消化道疾病的专有表现，慢性肾衰竭患者也常出现。若伴有口中氨味，其病因与尿毒症毒素胃肠道刺激有关，可以通过化验肾功能来筛查。（申子龙）

尿液发出的信号

一、尿液化验应该如何留取

最好是晨起第 1 次尿液，因为晨尿浓缩、偏酸性、有形成分未被破坏，最适合做尿常规检查。女性要清洗外阴，男性要避免精液及前列腺液混入。留取中段尿化验。尽可能在留取尿液后30～60分钟送检查。

二、尿量变化早知道

正常人尿量是每天 1～2L。

多尿：24 小时尿量超过 2.5L，常见于饮水过多或应用利尿药。有些疾病如肾小管病变、急性肾衰多尿期等也会出现多尿，需要医生来判断。

少尿及无尿：24 小时尿量小于 400mL 为少尿；24 小时尿量小于 100mL 或 12 小时无尿，称为无尿。生理性少尿多因缺水或出汗过多。有些疾病如急性肾衰、尿路梗阻等也可见。计算尿量需要用带刻度的尿壶。

1. 夜尿增多

夜尿增多指夜间尿量超过全天总尿量的一半，即夜间尿量与白天尿量一样多，或比白天还多，不一定指夜间排尿次数多。出现夜尿增多，要注意高血压肾损害、肾小管疾病、前列腺增生等。

2. 尿频

正常成人白天排尿 4～6 次，夜间 0～2 次，如超出本范围，单位时间内排尿次数增多，称为尿频。尿频可以是生理性的，如饮水过多、饮酒、天气寒冷、精神紧张、妊娠等，常常为暂时的正常现象。还有很多尿频为病理现象，如尿路感染、前列腺增生、糖尿病、尿崩症等，多数持续时间长，并且伴随尿痛、尿急、血尿、尿量异常或尿液检查异常等。

3. 尿急

尿急指患者一有尿意，就迫不及待地需要排尿，难以控制甚至尿失禁。最常见的原因为尿路炎症，少见的原因有膀胱肿瘤、妊娠等。

4. 尿痛

患者排尿时，尿道或伴耻骨上区、会阴部位疼痛。其疼痛程度有轻有重，常为烧灼感，重者痛如刀割。尿痛常见于尿道炎、前列腺炎、前列腺增生、精囊炎、膀胱炎、尿路结石、膀胱结核、肾盂肾炎等。

正确留取尿样，需要注意留取的时间、方法，并及时送检。尿量因人而异。正常人的尿量是每天 1 ~ 2L，正常成人白天排尿 4 ~ 6 次，夜间 0 ~ 2 次。多尿、少尿、尿急、尿频、尿痛、泡沫尿都需要到医院就诊，由医生帮助判断原因。（蔡朕）

尿的酸碱度

正常人尿液呈弱酸性，酸碱度（pH）在 6.5 左右，波动于 5.0 ~ 7.0。进食后由于大量胃酸分泌，导致血液偏碱性，尿 pH 亦随之改变，尤以午餐后较明显，pH 可达 8.0。饮食也会影响尿液 pH。以食动物蛋白为主者，尿呈酸性；以食蔬菜水果为主者，尿呈碱性。久置腐败尿、脓血尿或尿路感染者的尿均可呈碱性。所以，为了不影响尿液 pH 值的准确性，留取尿检标本必须为新鲜尿液，并及时送检。

尿液中含有大量的代谢物，尿液中盐类呈过饱和状，可导致结晶尿产生。如果尿中的结晶不能顺畅排出体外，大量堆积在体内，就有可能形成结石，留存在肾脏、输尿管、膀胱、尿道，而诱发结石类疾病。如果尿液 pH 持续呈碱性，易形成磷酸盐结石；如果高尿酸血症患者的尿液 pH 持续呈酸性，易出现尿酸结石。

常见不同成分尿结晶容易生成的 pH 值环境：

草酸钙结晶（5.4 ～ 6.7）

尿酸结晶（5.4 ～ 5.8）

磷酸盐结晶（6.2 ～ 7.0）

磷酸钙结晶（5.4 ～ 6.4）

胆固醇结晶（5.4 ～ 6.7）

产生泌尿系结石的原因有很多，其中尿的 pH 值，是一个很重要的因素，但不是唯一的因素。

泌尿系结石的高风险人群可以通过控制尿 pH 来预防结石的发生。当尿 pH6.0 以下时，需碱化尿液。尿 pH6.0 ～ 6.2，不需要碱化尿液。尿 pH6.2 ～ 6.9，有利于尿酸盐结晶溶解和从尿液排出；但尿 pH ＞ 7.0，易形成草酸钙及其他类结石。

有高尿酸血症、痛风的患者，常常服用药物以加速尿酸排出，或者服用碳酸氢钠片来碱化尿液，那么定期监测尿 pH 就尤为重要。也可以通过调整饮食结构和种类，来改变尿 pH 值。

以下为常见的酸碱性食物。

强酸性食品：蛋黄、乳酪、甜点、白糖、金枪鱼、比目鱼。

中酸性食品：火腿、培根、鸡肉、猪肉、鳗鱼、牛肉、面包、小麦。

弱酸性食品：白米、花生、啤酒、海苔、章鱼、巧克力、空心粉、葱。

强碱性食品：葡萄、茶叶、葡萄酒、海带、柑橘类、柿子、黄瓜、胡萝卜。

中碱性食品：大豆、番茄、香蕉、草莓、蛋白、梅干、柠檬、菠菜等。

弱碱性食品：红豆、苹果、甘蓝菜、豆腐、卷心菜、油菜、梨、马铃薯。（陈洋子）

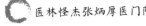

体检年年做，你关注"肾"了吗

小张今年 28 岁，拿着体检报告来门诊找医生，一张口就说："我平常身体特别好，没有任何不舒服，特别爱健身运动，可是体检查出来血肌酐高一点，这是怎么回事，我没有感觉啊？"经过医生仔细询问，单位福利还不错，年年体检，但是自以为身体良好，嫌麻烦，从来不做，今年要结婚了，才体检。

健康体检是在身体健康（大部分人存在可能影响健康的风险因子）时，主动进行身体检查，主要目的是通过检查了解自己的健康状况，知道自己在健康方面还隐藏着哪些问题，通过体检对自己的健康情况有一个评估，并且为正确的养生保健、强身健体、合理运动明确方向。如果发现有潜在危及健康的风险因子，及时采取预防和干预措施。肾脏疾病起病隐匿，通常称为"沉默的杀手"，往往需要通过早期体检来发现。

体检里，有哪些肾脏方面的检查呢？

一、家族史

遗传性肾病一般和基因、染色体异常有关。如果家族中有人确诊 Alport 综合征（眼-耳-肾综合征）、多囊肾等遗传性肾病，建议这个家族的直系亲属进行相关的基因检测和筛查，在出现明显症状之前进行早期诊断，有针对性地治疗或者监测。所以体检医生询问家族史时，要引起足够的关注。

二、血压

肾脏病与高血压关系密切，两者能够互相促进，形成恶性循环。肾脏疾病患者很容易出现高血压，称肾性高血压。长期的高血压可能会造成小动脉痉挛，最终有可能造成肾衰竭。很多肾脏病患者都以高血压为首发表现，所以切莫认为年轻，就忽略血压的测量，尤其是有高血压家族史的人群。

三、尿常规

尿常规是医学检验"三大常规"项目之一，不少肾脏病变早期就出现蛋白尿或者尿沉渣中见有形成分。某些全身性病变，以及身体其他脏器的疾病，也会引起尿液改变，如糖尿病、血液病、肝胆疾病、流行性出血热等，尿常规结果有很重要的参考价值。尿常规检查不仅无创、简单、快速，而且信息量大，故而千万别嫌麻烦而忽略这项检查。

四、肾功能

很多人不太清楚肾功能，但是提起尿毒症，大家都不陌生。尿毒症是肾脏疾病进展到了终末期。肾脏的代偿能力非常强大，一般来说，即使75%的肾单位受损，有人仍然没有什么感觉。所以要想早期发现肾脏疾病，就要关注肾功能，体现在化验单上就是尿素氮和血肌酐。很多人错误地认为血肌酐和尿素氮只要在正常范围内，肾功能就是正常的，实际上并不完全正确，还需要结合年龄、体重和其他化验检查综合判断。

五、泌尿系B超

泌尿系B超可以帮助了解肾脏的大小、形态，有无结石、肿瘤、囊肿、肾盂积水、尿路梗阻、先天畸形等病变。

如果想知道自己的肾脏是否健康，就必须定期到医院进行体检，并且关注以上体检项目，而不是自我感觉。即使没有症状，也需要每年筛查一次尿常规和肾功能，如果已有高血压、糖尿病等，应每年定期检查尿常规、肾功能等项目两次或两次以上。肾脏病是没有年龄限制的，任何年龄段都可能患不同的肾脏病，建议大家多多关注体检里的肾相关项，避免漏检而延误早期诊治。

（沈存）

慢性肾脏病——隐形的杀手

电影《触不到的恋人》里说道："人有三样东西是无法隐瞒的：咳嗽，穷困和爱。你想隐瞒却欲盖弥彰。"当肾病医生看到这句话时，容易联想到的便是最隐匿的一种疾病——慢性肾脏病。

由此可见，慢性肾脏病的早发现、早诊断、早治疗，有助于延缓其走向终末期肾衰竭，这无论对患者本人，还是对国家而言，都是很有意义的。然而，慢性肾脏病是一种非常隐匿的疾病，早期表现不突出，不容易引起重视，以至于很多患者发现时已达终末期肾衰竭阶段。下面跟大家分享一个真实的病例故事。

2022 年，一位 19 岁的小姑娘小李于肾病科住院。小李还有 2 个月就要参加高考了，可是总感觉头晕，于肾病科门诊就诊。查血压 230/180mmHg，血肌酐 400µmol/L，于是马上收入院治疗。入院后请眼科会诊，提示眼底有高血压视网膜病变 3～4 期，达到恶性高血压的诊断标准。仔细询问病史，发现小李在 4 年前就出现了高血压，血压在 180/100mmHg 左右，3 年前出现了蛋白尿，但是一直都没有引起重视，也没有积极治疗。2018 年 7 月查血肌酐还是正常的，2018 年 11 月因感冒就诊于安贞医院，查血肌酐 243μmol/L，本次住院，血肌酐已经达到 500μmol/L。

　　小李有一个慢性肾脏病的病史，发现蛋白尿 3 年，近 4 个月出现血肌酐升高，考虑慢性肾脏病基础上的急性肾脏病。如此高的血肌酐行肾穿刺有出血风险，我们在慎重考虑之下，为患者进行了肾穿刺活检术。肾穿刺过程顺利，结果提示血栓性微血管病（恶性高血压继发的可能性大）。垂体核磁提示垂体右侧见略呈圆形稍低信号影，立位醛固酮肾素检查提示肾素明显升高，考虑患者的恶性高血压可能继发于内分泌疾病，建议患者于协和医院进一步明确内分泌疾病诊断。经过积极治疗，小李的血压控制在 130/80mmHg 左右，然而肾功能已经无法逆转，后期需要肾脏替代治疗。

　　如此年轻的生命，发现蛋白尿 3 年，因为早期没有重视，最终需要透析或者肾移植来维持生命，不得不说是一个多么惨痛的教训。慢性肾脏病是一种非常隐匿的疾病，由于其临床症状不典型，很多患者在早期难以发现，或者发现后也未引起重视，以致最终进入终末期肾衰竭。因此，早发现，早诊断，早治疗极为重要。（张康）

年轻人，如何阻挡"尿毒症的魔爪"

　　近几个月，肾病科病房连续收治数个 30 岁左右的尿毒症患者，着实让人惋惜！正值朝气蓬勃的年岁，尿毒症如晴天霹雳般带走了一切美好。年轻人为什么就会得尿毒症呢？

一、工作压力大

　　工作压力大易致免疫力下降。随着生活节奏加快，年轻人在工作上遇到更多挑战与压力，很多人长期熬夜、饮食不规律，如

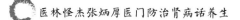

果身心长期得不到休息与放松，免疫力下降，再受到外界抗原刺激，就容易出现肾功能问题。

二、忽视体检报告

虽然现在许多年轻人越来越重视体检，但不重视体检报告上的数据，体检报告上的异常数据并没有给他们敲响警钟。尿毒症是把"隐形剑"，起病十分隐匿，患者往往容易忽视，定期的体检十分重要，体检报告中出现异常数据一定要到医院就诊。

三、乱吃保健品

随着人们生活水平的提高，保健品成了一代"宠儿"。但是，目前保健品市场鱼龙混杂，保健品的质量良莠不齐，保健品的成分复杂，有的可严重损伤肾脏功能，成为肾衰竭的主要诱因。因此，保健品应谨慎选择，千万不可盲目服用。

四、不当的饮食习惯

现在的年轻人喜欢吃辛辣油腻刺激食物，经常点外卖，长此以往可能会导致肾衰竭，最后发展为尿毒症。而且很多年轻人认为自己年轻体壮，不重视尿毒症来临前的症状，错过了最佳的治疗时间。

尿毒症的致病原因有很多，慢性肾脏病袭击年轻人，还与过多使用劣质美白护肤品、染发剂，乱用减肥药等相关。

因此，年轻人并非尿毒症的绝缘体，应如何阻挡"尿毒症的魔爪"？工作生活中要注意调节情绪，调整生活作息，节制饮食，慎用保健品，定期体检，重视身体出现异常信号（尿中有泡沫、肉眼血尿、血压升高、乏力腰酸、恶心干呕、眼睑或双下肢水

肿、面色晦暗等）。请不要嫌医生们老生常谈，能坚持做到才会真正受益。（孙雪艳）

尿蛋白阳性就是肾脏病吗

经常有患者咨询："大夫，单位体检尿常规提示尿蛋白，是不是有肾脏病啊？"根据下面这张化验单（图2），我们具体谈谈。

检测项目	英文对照	结果	单位	参考值	检测项目	英文对照	结果	单位	参考值
尿常规					12 白细胞	WBC	5.5	/ul	0-30.0
1 葡萄糖	GLU	- 0mmol/L		(-)阴性	13 上皮细胞	EC	5.6	/ul	0-15.0
2 胆红素	BIL	- umol/L		(-)阴性	14 管型	CAST	0.25	/ul	0-0.70
3 尿胆原	UBG	Normal		Normal	15 细菌	BACT	73.9	/ul	0-5000.0
4 酮体	KET	- 0mmol/L		(-)阴性	16 完整红细胞百分比	RBC%	57.50	%	
5 蛋白	PRO	+2 1.0g/L		(-)阴性	17 红细胞信息	Info-RBC			
6 亚硝酸盐	NIT			(-)阴性	**镜检**				
7 比重	SG	1.030		1.003-1.030	18 红细胞(镜检)	RBC	0-1	/HP	0-2
8 酸碱度	PH	6.00		5.00-7.00	19 白细胞(镜检)	WBC	0	/HP	女0-5/男0-3
9 潜血(隐血)	BLD	+- 10Cell/uL		(-)阴性	20 上皮细胞(镜检)	EC	0-1	/HP	0-15
10白细胞酯酶	LEU	- 0Cell/uL		(-)阴性	21 管型(镜检)	CAST	0	/LP	0
尿流式细胞沉渣分析					22 结晶(镜检)	Crystal	-(0)		-(0)
1红细胞	RBC	10.3	/uL	0-25.0					

图2　尿常规2

正常人尿中有微量蛋白，正常范围内定性为阴性。24小时尿蛋白定量正常小于150mg。如果24小时尿蛋白定量大于150mg，说明人体排出的尿蛋白量异常增多，尿常规中蛋白定性可出现阳性，表现为（+），甚至（++）～（+++）。尿蛋白持续阳性，往往提示肾脏发生了损伤，故临床常依据尿蛋白加号的多少来判定肾脏病损伤的程度以及肾脏病治疗的效果。

那么问题来了：是不是一见到尿蛋白，就意味着肾脏有病变了？其实亦不尽然。蛋白尿分生理性蛋白尿和病理性蛋白尿，除外生理性的才能考虑病理性的。

生理性蛋白尿：发热，剧烈运动后出现的一过性蛋白尿，24

小时尿蛋白定量一般小于 1g，患者肾脏无器质性病变。生理性蛋白尿可分为：①直立性蛋白尿：顾名思义，当处于直立体位时，蛋白尿就出现，平躺就消失。常见于青少年，多由左肾静脉受压和早期肾脏器质性病变引起。②功能性蛋白尿：见于剧烈运动、发热、脱水、高温作业、过度寒冷及精神紧张等交感神经高度兴奋时，去除上述因素后即可消失。除外了生理性的因素，才考虑病理性蛋白尿的可能。病理性的蛋白尿还需要除外泌尿系感染，当尿常规里有白细胞、细菌、尿蛋白，首先考虑是泌尿系感染引起的，往往感染治愈，尿蛋白也就消失了。如果除外了上述因素还有尿蛋白，应该完善 24 小时尿蛋白定量、肾功能、泌尿系超声等检查，必要时行肾脏穿刺，以进一步明确诊断。

（申子龙）

血尿是怎么回事

患者问：今天早晨排出的尿像洗肉水的颜色，我是不是出现尿血了？

医生答：小便出现红色不一定都是血尿，有一些红色的尿液是药物因素造成的。比如有些患者正在服用利福平、苯妥英钠，可能会出现红色尿液；还有一些患者患了特殊的疾病，如横纹肌损伤、溶血，也会出现尿液变红。这些情况虽然可见小便颜色红，但镜检尿中没有红细胞，不是血尿。

患者问：那什么情况才是血尿呢？

医生答：血尿要符合严格的定义。血尿的定义是指新鲜尿液经离心（10mL，1500 转 / 分，5 分钟）沉淀，在显微镜下观察，每高倍视野红细胞计数大于 3 个。因此，血尿的诊断需要患者到医院进行化验才能确定。

患者问：化验符合血尿诊断，一定是生病了吗？

医生答：临床中有一些情况虽然化验符合血尿的诊断，但不一定是血尿。比如月经、阴道出血或痔疮出血污染了尿液引起血尿，或患者在剧烈活动后出现血尿，尤其是马拉松和拳击运动员，由于膀胱中的尿液在剧烈活动时不断撞击膀胱壁，使膀胱黏膜受损伤引起出血，这些都不是病态的血尿，我们称为假性血尿。

患者问：那除外上述这些情况，明确是病态的血尿，一定是肾脏出现问题了吗？

医生答：那就要讲讲血尿发生的医学原理了。血尿可以是肾脏疾病造成的，称为内科性血尿；也可以是外科的原因造成的，称为外科性血尿。

内科性血尿，即肾脏疾病造成的血尿。由于感染、肾炎、肾病综合征等，身体内出现了自身免疫反应，形成了"免疫复合物"，对肾小球过滤屏障造成影响，红细胞通过肾脏漏到尿液中形成血尿。红细胞漏出时被挤压、损伤，本来球形的红细胞被挤压变形了（图3）。

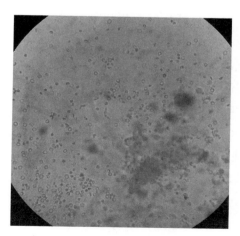

图3　尿液中变形红细胞

非肾小球源性血尿，即外科性血尿，包括以下 2 种。①各种原因引起尿道黏膜或血管损伤，如感染、泌尿系肿瘤、泌尿系统结核、尿路畸形等。②全身性疾病引起尿路出血，如白血病、凝血功能障碍等。

患者问：怎么区别肾脏病性血尿和外科性血尿？

医生答：内科性血尿有以下特点。①全程血尿：指一次排尿，从尿液开始到结束都是血尿。如果不好判断，可以找医生进行尿三杯试验来确定是否为全程血尿。②无痛性血尿：肾脏病引起的血尿多数没有腰部疼痛、排尿疼痛等表现，而外科性血尿多有疼痛表现。③无血凝块或血丝：肾性血尿中多数没有血块血丝，而外科血尿多有血块血丝。④管型尿：肾脏病患者有很多存在管型尿，尤其是细胞管型更是内科性血尿的特点。⑤变形红细胞尿：需要医生通过显微镜看到大量变形红细胞尿，高度提示肾脏病引起的血尿，患者出现血尿可以到肾病科做尿相差镜检，明确血尿的原因。如图 3 中，尿红细胞有各种各样形态，即为肾脏病引起的血尿。⑥其他肾脏病依据：蛋白尿、血肌酐升高等。

患者问：哪些肾脏病可以出现血尿？

医生答：很多肾脏病都可以出现血尿。①原发性肾小球疾病：链球菌感染后肾小球肾炎、IgA 肾病、新月体肾炎、局灶节段肾小球硬化等。②继发性肾病：狼疮性肾炎、过敏性紫癜性肾炎等。③遗传性肾病：Alport 综合征等。

患者问：哪些外科疾病可以出现血尿？

医生答：①泌尿系统疾病：如尿路的肿瘤、结核、结石、多囊肾、出血性膀胱炎。②血管性疾病：肾动脉血栓、肾静脉血栓、肾血管畸形等。③全身性疾病引起的尿路出血：使用抗凝剂过量、部分抗生素导致的血尿，或血液病导致的血尿。

患者问：谢谢医生，我明白了，如果出现血尿，应该到医院找医生查尿常规明确是否为血尿，然后再明确血尿是外科性的还

是肾脏病。最后根据病因进行治疗。（蔡朕）

肾病综合征水肿小常识

肾病综合征对患者的危害是非常大的，由于此病容易反复发作，严重者可出现少尿、胸腔积液、腹腔积液、心功能不全、急性肾衰竭而危及生命。因此，对肾病综合征患者来说，多了解肾病综合征水肿的知识，注重生活管理，可大大减少其对身体的伤害。

一、卧床休息

平卧可增加肾血流量，提高肾小球滤过率，减少水钠潴留。轻度水肿患者可以卧床休息与活动交替进行，限制活动量；严重水肿者卧床休息，并抬高水肿肢体以利于血液回流，减轻水肿。

二、保护水肿部位皮肤防止皮肤受损

水肿的患者应穿宽松柔软的棉制品衣服，保持床铺平整干燥，经常翻身，避免骨突部位皮肤受压。定期用温水擦浴或淋浴，勤换内衣裤，吃饭前后漱口，每日冲洗会阴1次，保持皮肤清洁，防止感染。高度水肿患者常合并皮肤破损，甚至感染，可涂碘伏防治。部分男性患者合并阴囊高度水肿，可用棉垫或吊带托起，或加用芒硝等外敷以消肿。

三、避免诱因

慢性肾脏疾病，常因上呼吸道感染、口腔感染、肠道感染等感染因素，以及过敏、过度劳累、过食高钠食物等使病情加重，

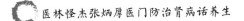

从而导致水肿加重。应避免上述诱因，保持良好的生活习惯，避免到人群聚集的地方，外出时尽量戴口罩，积极控制饮食，配合治疗护理，利于疾病的恢复。

四、限制钠盐的摄入

严格限制钠盐摄入，限制在每天 3g 以内。包括调味品如味精、鸡精、酱油、生抽等，以及含钠食物及饮料，如香肠、咸肉、罐头食品等，严重水肿伴少尿患者进无盐饮食，用糖、醋、葱等调味以增加食欲。但要避免矫枉过正。定期的复查血生化，了解离子水平很重要。

五、监测出入量和体重变化

准确记录每日的出入量和体重。原则上建议服用利尿剂的患者，严格限制液体入量，进液量等于前一天的尿量加 500mL，体重每日下降 0.5 ～ 1kg 为宜。且允许轻微的水肿，不建议肾病综合征患者水肿消得太快且"太干"。提醒大家一下，在记录尿量时，不要忘记大便时的小便。（沈存）

医生手记：肾病综合征

一、什么是肾病综合征

24 小时尿蛋白定量 ≥ 3.5g/d，血白蛋白 ≤ 30g/L，同时伴有水肿、高脂血症，称为肾病综合征。其中大量蛋白尿、低蛋白血症对于诊断肾病综合征尤为关键。

二、肾病综合征的分类

肾病综合征根据病因分为原发性和继发性。原发性肾病综合征的病因包括微小病变性肾病、特发性膜性肾病等。继发性肾病综合征的病因包括糖尿病肾病、系统性红斑狼疮肾炎、乙肝病毒相关肾炎、肾淀粉样变、药物、肿瘤等。肾穿刺活检是弄清肾病综合征病因的主要检查手段。

三、肾病综合征的并发症有哪些

肾病综合征有四大并发症：血栓栓塞、感染、急性肾衰竭、营养不良。血栓栓塞可见脑栓塞、肺栓塞、肾静脉血栓等，其中血白蛋白越低，血栓栓塞的风险越高。因为大量免疫球蛋白从尿丢失，免疫力下降，很容易合并感染，而反复感染直接影响肾脏病的进展。急性肾衰竭可以表现为两种情况：第一种是原来肾功能正常，突然出现肾功能异常，血肌酐、尿素氮明显升高；第二种是原本存在肾功能异常，突然出现肾功能急剧恶化。胃肠黏膜水肿导致进食差、恶心，从而出现营养不良。

四、肾病综合征有没有必要做肾穿刺

肾穿刺活检是诊断肾病综合征病因的"金标准"。

那是不是每个肾病综合征患者都需要肾穿刺呢？

答案：并不是。如儿童肾病综合征的病理类型大多为微小病变性肾病，对激素非常敏感，可以试验性治疗，如规范治疗，临床缓解，可以验证。另外，糖尿病患者病史 5 ～ 10 年，同时出现糖尿病多种并发症，特别是糖尿病眼底改变、尿微量白蛋白超标，同时可除外其他慢性肾脏病，则临床考虑存在糖尿病肾病。而对于经验治疗效果差，或怀疑继发性肾病综合征、难治性肾病综合征者，建议肾穿刺明确诊断，临床指导治疗。

五、肾病综合征如何治疗

肾病综合征的治疗要因人而异，中西医结合治疗效果比较好，推荐"二五八"方案治疗肾病综合征。"二"指肾病综合征患者需要树立两个奋斗目标：健康和长寿。所谓健康，指追求有生活质量的人生；所谓长寿，指要避免并发症的发生及肾功能损害，延长寿命。有目标才会有战胜疾病的信心。"五"指肾病综合征患者需经常监测的五项指标，即尿蛋白、血白蛋白、肾功能、血压和症状，五者缺一不可。"八"指八项治疗措施：①低盐、低脂、优质低蛋白饮食，避免食用鸡、鸭等高蛋白饮食，可食用脱脂奶、鸡蛋清、淡水鱼等优质蛋白；②运动要适当，活动量以不感觉累为目标，不可过度锻炼，否则可能导致横纹肌溶解，加重肾脏病；③心态要平衡，正确面对自己的病情；④在医生的指导下辨证口服健脾补肾、利水活血的中药；⑤口服降压、调脂、抗凝等药，特别是血管紧张素转化酶抑制剂（ACEI）、血管紧张素 Ⅱ 受体拮抗剂（ARB）等降压药物，可减少蛋白尿，但注意双侧肾动脉狭窄、高钾血症患者禁用，肾功能异常的患者要慎用；⑥激素、免疫抑制剂；⑦针灸、按摩；⑧气功锻炼。其中前 3 项是基本措施，其余 5 项是选择措施，根据每个人的情况在医生的指导下选用。

六、肾病综合征如何食疗

食疗可选用黄芪鲤鱼汤。鲤鱼汤源自药王孙思邈《备急千金要方》，主治"妊娠腹大，胎间有水气"，用于治疗肾病综合征。据观察发现，鲤鱼汤可使患者的血白蛋白明显升高，尿量增加，达到利尿消肿的效果。

黄芪鲤鱼汤处方组成：鲤鱼 500g，黄芪 30g，赤小豆 30g，砂仁 10g，生姜 10g。功能：益气，活血，利水，和胃。以适量水煎诸药 30 分钟，之后，将已去内脏并洗净的鲤鱼入药同煎，不放盐及调料，沸后以文火炖 40 分钟。吃鱼喝汤，每日或隔日 1 剂。

七、肾病综合征的预后怎么样

肾病综合征的预后和其病理类型密切相关，一般微小病变肾病、特发性膜性肾病预后较好，而局灶硬化 IgA 肾病、狼疮性肾炎、肾淀粉样变、肿瘤继发性肾病综合征预后较差。如果没做肾穿刺，经中药、激素、免疫抑制剂或联合治疗，临床缓解即尿蛋白转阴不复发，且肾功能正常的患者预后较好；如果激素依赖或激素抵抗或激素、免疫抑制剂、中药联合治疗效果仍不佳的患者，预后较差。（申子龙）

"肾病综合征"的临床线索

谈起"肾病综合征"，大家可能并不陌生。肾病综合征的最基本特征是大量蛋白尿（24 小时尿蛋白定量 ≥ 3.5g/d），低白蛋白血症（血白蛋白 ≤ 30g/L），水肿和高脂血症。它的攻击范围非常广泛，从幼儿到高龄老人都可能是它的攻击目标。很多肾脏病，包括比较常见的糖尿病肾病、狼疮性肾炎、乙肝相关性肾炎、肿瘤相关性肾病等也都可以表现为肾病综合征。因此，肾病综合征的预防和治疗非常重要。

中医强调"未病先防，既病防变"。对于疾病，要早发现、早治疗，防止病情进一步进展或产生并发症。说起来好像很专业，做起来其实并不难。生活中一些不经意的变化，常常是肾病综合征的重要线索。那么，哪些线索可能提示是肾病综合征呢？

一、泡沫尿

并非所有的泡沫尿都是蛋白尿。大量尿蛋白导致的泡沫尿常表现为尿液表面漂浮着一层细碎的小泡沫，这些小泡沫短时间内不会消失。如果持续几天都是这种泡沫尿就需要警惕了，一个简单的尿常规检查就可以帮你找到答案。

二、水肿

肾病综合征的水肿常表现为逐渐加重的全身水肿，刚开始可能只有眼睑或双下肢出现水肿，随病情加重逐渐至全身按之如泥。

也有一些线索是由肾病综合征的并发症表现出来的。比如大家俗称的"免疫力低"，反复出现感染症状；出现了非常危急的血栓栓塞、急性肾衰竭等。

总之，健康饮食，规律起居，重视生活中的身体变化线索，定期体检，及时就诊，这些生活中的"小事"会让生活更健康，更有活力。（王悦芬）

肥胖相关性肾病

所谓"三月不减肥，一年徒伤悲"，新的一年马上到来，"每逢佳节胖三斤"的"魔咒"又将来袭。减肥，你做好准备了吗？

对于现代人来说，如今很少存在温饱问题、营养不良等，脂肪的增长速度出人意料，减肥似乎成为朋友圈永恒的话题。其实，体重管理并不只是审美的需要，更要出于健康的考虑。肥胖是一种疾病，会导致多种并发症的发生。这绝对不是危言耸听，肥胖相关性肾病便是其中的一种。

1974 年，Weisinger 等首次报道了严重肥胖患者出现大量蛋白尿，这种由肥胖引起的肾脏病被称为肥胖相关性肾病（ORG），包括肥胖相关性肾小球肥大症（OB-GM）与肥胖相关性局灶节段性肾小球性硬化（OB-FSGS），即肾小球体积增大，或伴随局灶节段性肾小球性硬化症。

下面一起来看看什么是肥胖相关性肾病。

一、肥胖诊断标准

肥胖指体内贮积脂肪过多。主要根据患者的身体质量指数来判断，即 BMI= 体重（kg）/[身高（m）]^2。

肥胖定义：体重指数 $\geqslant 28.0kg/m^2$，男性腰围＞84cm，女性腰围＞80cm。超重的标准：体重指数 $\geqslant 25.0kg/m^2$。欧美国家又将肥胖分为 3 级，Ⅰ级：体重指数 30.0～34.9kg/m^2。Ⅱ级：体重指数 35.0～39.9kg/m^2。Ⅲ级：体重指数＞40kg/m^2。

二、肥胖相关性肾病的肾脏表现

本病起病隐匿，初期仅表现为少量蛋白尿，尿蛋白定量多与肥胖程度相关。即便出现大量蛋白尿（＞3.5g/d），但低蛋白血症不明显，临床很少表现为肾病综合征。几乎无肉眼血尿，镜下血尿的比例也很低。初期肾小球滤过率增高或正常，部分患者出现肾功能不全，甚至进展至终末期肾衰竭，肾小球滤过率下降。合并多种代谢异常，如脂代谢异常（包括高脂血症、脂肪肝及动脉粥样硬化等）、糖代谢异常（胰岛素抵抗、糖耐量减低、糖尿病等）、高尿酸血症等。

肥胖相关性肾病的诊断依据：达到肥胖标准；尿液检查提示蛋白尿，伴或不伴镜下血尿，多不伴低蛋白血症，部分患者可表现为肾功能不全；肾穿刺病理提示肾小球肥大，伴或不伴局灶性节段性硬化；排除其他原发或继发性肾脏病。多数研究发现，肥胖相关性肾病预后相对良好，但也有文献报道了不佳的远期预后，甚至进展至尿毒症。因此，预防肥胖，控制体重是减少肥胖相关性疾病的重要措施。一旦出现以上肾脏方面的临床表现，建议患者尽快警惕相关疾病，及早就医。（唐珑）

肾脏病患者应用造影剂需要慎重

一、什么是造影剂

造影剂（又称对比剂）是为增强影像观察效果而注入（或服用）到人体组织或器官的化学制品。这些制品的密度高于或低于周围组织，形成的对比用于某些器械显示图像。如 X 线观察常用的碘制剂、硫酸钡等。

二、什么是造影剂肾病

造影剂肾病，一般指经过静脉或动脉应用碘造影剂后 24 ～ 72 小时出现急性肾衰竭。多数患者出现急性肾衰竭时无明显尿量减少，只有少数严重的患者会出现尿量减少。

三、哪些患者容易出现造影剂肾病

1.血管造影如冠状动脉造影或经皮血管介入治疗，很容易出现造影剂肾病。尤其是经动脉注射造影剂的患者，应用大剂量造影剂的患者，有糖尿病、高血压等基础疾病的老年患者易发生本病。

2. 本身存在肾脏疾病的患者接受增强 CT、动脉造影、血管介入治疗等，也容易出现造影剂肾病。

四、为何会出现造影剂肾病

1. 造影剂的渗透压和人血液的渗透压不一样，在应用碘造影剂治疗时，肾脏血流的渗透压会产生变化，引起一过性肾血流减少。

2. 肾血流的变化会造成肾小球的滤过功能下降，即毒素排出减少。

3. 肾脏渗透压力的升高会引起肾小管内压力升高，使能量消耗增加，加重肾脏的损害。

4. 另外，碘造影剂本身对肾小球上皮细胞和肾小管有毒性，应用造影剂时会加重对肾脏的损害。

五、常用的碘造影剂都有哪些

高渗造影剂：如泛影葡胺，其渗透压是血液渗透压的 8 ~ 10 倍。高渗造影剂对肾脏的影响最大。

低渗造影剂：如心脏病时，冠状动脉造影应用的碘海醇，其渗透压是血渗透压的 2 ~ 3 倍，对肾脏的影响比高渗造影剂要小一些，但仍然会有一定的影响。

等渗造影剂：如碘克沙醇，其渗透压与血中的渗透压相似，理论上对肾脏的影响最小。

六、怎样预防造影剂肾病的发生

应用碘造影剂检查之前，应该严格评估患者的情况，肾脏病、糖尿病、老年人等高危人群尽量减少造影剂的用量，少做或避免做需要造影剂的检查和治疗。但有些时候，如急性心肌梗死、急性脑血管病，必须进行造影或介入治疗时，应以最危急的病情为先，该做还是要做的。在做检查之前或之后应多次检查肾功能，在应用造影剂之后的 5 天，应每天检查肾功能。尽量避免应用对肾脏有毒性的药物，如止痛药、有肾毒性的抗生素等。应用造影剂之后要充分水化，多饮水，或静脉输液，使尿量增加到每天 2500mL 左右。避免使用对肾毒性大的高渗造影剂，可应用低渗或等渗造影剂。应用造影剂的剂量要尽量少，造影剂应用时应加温到 37℃。

七、如果发生了造影剂肾病，应当如何治疗

轻度的肾脏损害，经过补水治疗，部分患者是可以自行缓解的，有些患者不能缓解而进入透析治疗。严重的肾衰竭，可能需要直接进入肾脏透析治疗。

八、增强核磁检查对肾脏有影响吗

肾衰竭的患者、已进入透析治疗的患者不适合做增强核磁，因为增强核磁的"钆"显影剂有可能引起系统性硬化病。（蔡朕）

镇痛药可以引起肾脏病吗

一、什么是镇痛药

广义的镇痛药是所有止痛药物的总称，包括以下几种。

1. 麻醉药

一般在手术时应用，由医生开具，如利多卡因、普鲁卡因等。

2. 阿片类镇痛药

常常是在肿瘤疼痛、手术后剧痛时使用。这类药物是法律严格管控的药物，只有具有特殊处方权力的医生才可根据病情来开具，如杜冷丁、吗啡等。

3. 解热镇痛抗炎药

如去痛片、芬必得、布洛芬、白加黑、吲哚美辛、尼美舒利等，这些药是老百姓常常家中备着的药物。

二、什么是解热镇痛药

解热镇痛药的学名叫作非甾体类抗炎药。这类药物很多，虽然化学结构不同，但都通过抑制前列腺素的合成，发挥解热、镇痛、消炎作用。因为其有很好的退热和止痛作用，因此常用于感冒发热、关节疼痛、头痛、牙痛等情况。很多药物在老百姓家中常备。

三、镇痛药会引起肾脏病吗

一般偶尔服用解热镇痛药是相对安全的。但是长期服用或突然大量应用解热镇痛药，可能会引起肾脏的损害。尤其是已经有肾脏基础病变的患者，服用解热镇痛药可能会加重肾脏病。

四、什么情况下会出现肾脏病

长年服用镇痛药，药物累计总量达到 1 ～ 3kg 的患者容易出现肾脏病。短时间内大量应用，尤其是几种药物同时服用，很容易引起肾脏病。

五、镇痛药肾病有什么样的表现

患者常伴有头痛、关节疼痛，或有类风湿关节炎、痛风等基础疾病，这些是促使患者长期服用镇痛药的原因。

早期出现肾脏损害：常表现为轻度蛋白尿（24 小时尿蛋白定量＜ 1.5g，而尿常规可能有也可能没有蛋白）及白细胞尿。

后期肾损害表现：肾衰竭，如血肌酐升高，贫血及高血压等。

如果发生急性肾乳头坏死，患者会出现尿鲜血，或尿中伴血丝、血块，还可能诱发肾绞痛，甚至急性肾衰竭。

另外，镇痛药肾病很容易合并尿路恶性肿瘤，发生率高达 8% ～ 10%。

六、镇痛药肾病如何治疗

最重要的是预防，避免长期、过量服用解热镇痛药。出现肾损害的早期表现，应尽量停药。出现肾损害后，应定期监测尿路肿瘤及肾功能的变化。出现肾衰竭，应立即请肾病科医生给予合理的饮食生活指导，使用药物纠正并发症。如发展到尿毒症，应进行透析治疗。（蔡朕）

爱美，更要护肾

俗话说爱美之心，人皆有之。不论男女，美，的确可以让人更加自信，也能获得周围欣赏和艳羡的目光。

但是爱美也要讲究一些基本原则，如果不注意节制，不注意甄别，可能引发一些疾病，其中肾脏病最为常见。那么朋友们可能会问了，哪些美妆产品会引起肾脏病？

一、染发剂

　　染发剂中含有多种化学物质，其中，重金属和含有苯胺类成分的着色剂是最主要的毒物。若染发剂中的铅、铁、银等金属含量超标，会通过头发和头部皮肤吸收进入人体。尤其是铅，无论是铅含量超标的化妆品还是染色剂，被人体吸收的部分，都要通过肾脏排泄，对肾脏的伤害程度不言而喻。所含苯二胺，有很强的致癌性、致过敏性，长期接触易造成湿疹、接触性皮炎、哮喘、引起慢性肾脏病，出现蛋白尿、肌酐升高等临床症状。

　　在门诊和病房中不少中老年女性患者，因长期使用染发剂，尤其使用劣质制品，每月染发 1～2 次，长达 10～20 年，出现肾炎或肾病综合征，检测血和尿的铅等重金属超标，经排铅治疗，病情缓解。

二、美白化妆品

　　许多劣质低廉美白化妆品含有多种重金属，因其可抑制黑色素起到美白作用，即便是一些国际大品牌，也时不时爆出重金属含量超标，要么含有汞，要么含有砷、镉、铅、汞、铍、镍、硒和铊等其他重金属。人体对汞的清除速度非常缓慢，一旦过量或者长时间接触汞，会出现汞中毒的各种现象。汞进入人体后，可以分布到人体的各个组织，其中，蓄积在肾脏的浓度是最高的，肾脏长期接触超量的汞，就可能引起肾小球的病变，出现肾小球肾炎。

三、口红

　　尽管口红中的铅含量并不高，可如果每天都涂抹，铅会在身体中累积。国外实验发现，如果连续 10 天涂适量的唇膏，那么体内的血铅浓度会比空白状态下提高 0.8% ～ 2%。此外，如果儿童误食口红（这并不少见），后果更加严重。

四、减肥药等保健品

许多减肥药成分繁杂，药物、毒物掺杂其中，对人体肝肾皆有损伤，有的长期服药引起腹泻，导致肾脏低灌注，也会导致肾脏病，严重者会出现尿毒症。那应该怎么办呢？

预防永远大于治疗，无论多么爱美，也要注意内外兼修，适度精选。所谓内外兼修，即内在要培养气质的，丰富文化素养，建立自信，外表修饰应健康乐观、充满活力。适度精选，即外用化妆品或其他修饰形体的食药或方法的选择，应注意用之有度，最好选用正规厂家生产、成分明确、对身体损伤最小的产品，如此才能尽量避免身体受损，肾脏惨遭毒害。

一旦出现相应的临床症状，包括血尿、蛋白尿、水肿，或皮肤瘙痒、皮疹，甚至肝功能、肾功能异常，不能延误病情，应尽快到正规医院就诊。（朱向刚）

揭开羟苯磺酸钙 "降" 肌酐的
神秘面纱

慢性肾脏病已经成为全球公共卫生问题。慢性肾脏病的早筛查、早发现和早治疗，对于延缓慢性肾脏病进展到肾衰竭及尿毒症都有重要的作用。"早筛查"尤为重要，其中，血肌酐是体检筛查和临床治疗过程中评估肾功能的重要项目。

羟苯磺酸钙具有改善微血管病变的作用，所以被广泛应用于临床。但是，被越来越多的人发现它能 "降" 肌酐，而且用了就降，停了就涨。这究竟是药物治疗的显著效果，还是另有"真相"？

某项研究选取 82 例慢性肾脏病 3 ～ 5 期未行透析治疗的患者，随机分为两组。对照组给予常规治疗，实验组在常规治疗的基础上加用羟苯磺酸钙口服，分别检测两组治疗前、治疗后 1 周的血肌酐水平，实验组加测停用羟苯磺酸钙 1 周后的血肌酐水平，对照组亦检测同期血肌酐水平。结果：两组患者治疗 1 周后血肌酐水平较治疗前均有下降，实验组血清肌酐最低下降 47.3μmol/L，最高下降 295.5μmol/L，下降程度明显高于对照组；实验组停用羟苯磺酸钙 1 周后，血肌酐值较羟苯磺酸钙治疗 1 周后血肌酐值明显上升，与对照组同期血肌酐值相比较，差异无统计学意义（$P > 0.05$）。从而得出结论，羟苯磺酸钙对肌氨酸氧化酶法检测血肌酐结果有明确的干扰作用，检测值在一定程度上低于实际水平，建议避免在评估肾功能期间服用羟苯磺酸钙。

这究竟是怎么回事？为什么用了羟苯磺酸钙就降肌酐，停了就涨？背后的原因是什么？

首先，我们得了解血肌酐的检测方法，国内和国外实验室检测血肌酐的方法主要分为两大类：苦味酸法和酶法。其中，酶法血清肌酐检测中，肌氨酸氧化酶法是国内和国际最常用的肌酐检测方法。这种检测方法其实最终测的是肌酐经过反应后产生的过氧化氢的浓度，再用比色法测定过氧化氢与生色酚反应产生的紫红色络合物。生成的络合物越多，颜色越深，肌酐越高；生成的络合物越少，颜色越低，肌酐越低。由此可以看出，过氧化氢浓度决定最终肌酐的高低。

而羟苯磺酸钙分子中有苯酚的结构，苯环上有羟基，它也能消耗过氧化氢，使过氧化氢浓度降低，从而导致过氧化氢与生色酚反应生成的络合物减少，颜色变浅，所以用分光光度计比色法检测的时候就显示肌酐浓度低。

因此，当你患有糖尿病、高血压等能引起肾脏的疾病时，慎重服用羟苯磺酸钙，有可能因为定期的体检显示"肾功能正常"而忽略了肾脏病的早期发现。尤其是在肌酐升高时，及时查找原因，千万别因为服用羟苯磺酸钙出现血肌酐下降而忽视了背后的真相，从而延误治疗的最佳时间。（沈存）

尿酸也伤肾

随着生活方式的改善与饮食结构的变化，高尿酸血症的发病率逐渐增长，并逐渐年轻化。高尿酸血症不仅会引发痛风，也会影响肾脏，甚至导致肾衰竭。那高尿酸血症是怎么影响肾脏的？

一、高尿酸血症肾病的定义

尿酸是机体嘌呤化合物的终末代谢产物，嘌呤代谢紊乱会导致高尿酸血症。在正常嘌呤饮食条件下，非同一天的两次空腹血尿酸水平，男性 > 420μmol/L，女性 > 360μmol/L，即称为高尿酸血症。如果血尿酸水平持续或急速升高，导致尿酸盐在血液中过度饱和，尿酸盐就会沉积到肾脏，造成肾脏的损伤，出现高尿酸血症肾病。

二、高尿酸血症肾病的临床表现

尿酸沉积引起肾损害在临床上常见有三种形式：慢性尿酸性肾病、急性尿酸性肾病和尿酸性肾结石。

1. 慢性尿酸性肾病

本病起病缓慢且隐匿，病程甚至长达 10 ～ 20 年。多见于

40 岁以上的中年男性，女性则多见于绝经期后。患者多伴有痛风性关节炎或痛风石。先有尿液浓缩功能受损，夜尿增多；后来逐渐出现蛋白尿；随着病情的加重，肾功能受损，则逐渐出现血肌酐、尿素氮升高，最终进入尿毒症。

2. 急性尿酸性肾病

本病起病急骤且病情凶险。多见于恶性肿瘤放疗、化疗后产生肿瘤溶解综合征的患者。大量的尿酸堵塞肾小管、输尿管，导致少尿甚至无尿，肾功能急剧恶化，出现急性肾衰竭。尿中可见大量的尿酸结晶。另外，酒精中毒、糖尿病酮症酸中毒也会引起尿酸急剧升高。

3. 尿酸性肾结石

本病病程迁延，表现多样。高尿酸血症的患者因为尿 pH 下降、脱水、尿液浓缩等，会出现尿酸结石。患者会有腰痛、血尿、肾绞痛、尿路感染等多种表现。结石为透光性，腹部 X 线多发现不了。（唐珑）

高尿酸血症的防治

高尿酸血症是引起肾脏病的一大病因，也常常出现在慢性肾衰竭的并发症中。因此，高尿酸血症的防治刻不容缓。

一、饮食管理

随着生活方式与饮食结构的改变，中国高尿酸血症人群数量日益增长，成为继高血压、高血脂、高血糖之后的第四"高"。尿酸是嘌呤代谢的终末产物，高尿酸血症患者要减少高嘌呤物质的大量摄入。高嘌呤食物的摄入易导致尿酸合成增多，尤其是肾脏患者，排出功能异常，尿酸蓄积，反过来又加重肾脏的损伤。因此，低嘌呤饮食尤为重要。高尿酸血症人群的饮食建议如下（表1）。

表1　高尿酸血症的饮食建议

避免	内脏等高嘌呤食物（肝、肾）	高果糖谷类糖浆的饮料（如汽水、果汁）或食物	酒精滥用（发作期或进展期者严格禁酒）
限制	牛羊猪肉、富含嘌呤的海鲜	天然果汁、糖、甜点、盐（包括酱油、调味汁）	酒精（尤其是啤酒、白酒）
鼓励	低脂或无脂食品	蔬菜	

*选自《高尿酸血症和痛风治疗的中国专家共识》

二、药物干预

生活方式固然重要，但大部分患者血尿酸过高并非祸从口入，而是尿酸产生过多与排泄障碍这两大发病机制造成的。因此，大部分高尿酸血症患者需要药物治疗才能获得好的干预结果。

1. 抑制尿酸合成

别嘌醇、非布索坦、非布司他，此类药物通过抑制嘌呤氧化酶活性，减少嘌呤转化为尿酸，主要针对尿酸合成过多的患者。

2. 促进尿酸排泄

苯溴马隆、丙磺舒、磺吡酮，此类药物通过抑制肾小管重吸收尿酸，促进尿酸排出，主要针对尿酸排泄障碍的患者。

大多数患者同时存在两种发病机制，需要联合用药，并配合碱化尿液，减少尿酸结晶对肾脏的损伤。

三、中医药治疗

高尿酸血症影响到肾脏时，可根据症状体征，归属于中医

"肾衰病""水肿病""石淋病""历节"等范畴。现代药理研究表明，萆薢、土茯苓、虎杖、薏苡仁、牛膝等中药，具有抑制嘌呤氧化酶活性、减少尿酸重吸收等作用。当然，中医治疗高尿酸血症，还需要因人而异、辨证论治。（唐珑）

透过眼睛看肾脏病

常言道，眼睛是心灵的窗户。你知道吗，眼睛也是肾脏病的一面镜子。以下4种肾脏疾病，可以通过眼科检查来协助诊断。

一、糖尿病肾脏病

糖尿病常合并蛋白尿，有3种可能：糖尿病肾病，糖尿病合并其他肾脏病，糖尿病肾病合并其他肾脏病。诊断不同，治疗便大相径庭，如何鉴别诊断呢？临床可以透过眼底看肾脏病。糖尿病肾脏病与糖尿病视网膜病变均属于糖尿病微血管并发症，临床往往同步发生，因此通过眼底检查，可以推测肾脏损害情况。一般糖尿病病史超过5年，同时兼有糖尿病视网膜病变，存在微量白蛋白尿，临床考虑存在糖尿病肾脏病，病情进展，可进一步发现大量蛋白尿，最终导致肾衰竭。如果临床鉴别仍有困难，有肾穿刺条件的，可以通过肾穿刺明确诊断。

二、高血压肾病

由高血压导致的肾脏损害称为高血压肾损害或高血压肾病。高血压肾损害的患者一般年龄较大，常常有原发性高血压家族史，或先有多年高血压病史，后有肾损害。肾脏方面表现为少量到中等量蛋白尿，肾功能异常，肾功能损害相对较慢，如果血压控制差，肾功能损害可加速进展。高血压肾损害的同时，眼睛会有变化吗？回答是肯定的，高血压引起的眼底损害，常表现为视网膜动脉硬化。

三、肾小管间质性肾炎葡萄膜炎综合征

临床上有时见到眼睛和肾脏同时患病，肾脏方面表现为急性肾衰竭、蛋白尿、肾性糖尿、低钾血症等，眼睛则出现发红、怕光、流泪等。如果恰好是青少年女性，特别提示有可能是肾小管间质性肾炎葡萄膜炎综合征（TINU 综合征）。临床又称之为肾小管间质性肾炎 - 眼色素膜炎综合征。

四、遗传性肾炎（Alport综合征）

Alport 综合征是一种遗传性疾病，以血尿、感音神经性耳聋和进行性肾功能减退为临床特点，部分患者可见眼睛病变，表现为前圆锥形晶状体、黄斑周围点状和斑点状视网膜病变、视网膜赤道部视网膜病变。（申子龙）

小天后赛琳娜旧病复发，红斑狼疮青睐年轻女性

2018 年 10 月患有系统性红斑狼疮的赛琳娜，因情绪低落引发精神崩溃，加上肾移植术后白细胞减少，身体状况堪忧，再次入院接受心理疗法。曾经拥有如此明媚笑容的小天后，近年来饱受红斑狼疮的折磨，令全球粉丝为之心碎，同时使得系统性红斑狼疮走入了公众的视线。

一、什么是系统性红斑狼疮及狼疮性肾炎

系统性红斑狼疮（SLE）是最常见的自身免疫性疾病，该病

好发于年轻女性，常见的典型表现是皮疹，一般为蝶形红斑和盘状红斑，其突出表现是血清中多种自身抗体形成及全身多脏器受累。至少 50% 的 SLE 患者临床上有肾脏受累的证据。狼疮性肾炎是 SLE 较常见且严重的并发症。

然而，目前对系统性红斑狼疮的治疗手段非常有限，常规是激素及免疫抑制剂的治疗。而激素的副作用往往会使人发生形体上的改变，再加上系统性红斑狼疮本身会导致多系统受损，患者的生活质量受到严重的影响，但本病又不像癌症那样发展迅速，因此被称为"不死的癌症"。此前赛琳娜曾被媒体嘲笑变胖，可能与服用激素有关。

2017 年 9 月 17 日，赛琳娜在社交网上晒出了自己接受肾移植手术的照片。然而 2018 年，赛琳娜因肾移植术后白细胞减少，加之情绪低落，再次入院接受心理治疗。有专家指出，"肾脏移植只能逆转红斑狼疮对肾脏的损害，从而抑制病情，但却无法治愈它"。

红斑狼疮患者多为年轻女性，女子性格偏于多思善虑，重情感，容易受到不良情绪的干扰，加之 SLE 患者因皮疹、脱发、服用激素后变胖等，爱美的年轻女性产生明显的心理压力，很多 SLE 患者长期伴随有抑郁症状。

二、中医对系统性红斑狼疮的认识

系统性红斑狼疮在中医古籍中无确切的病名，根据文献中对中医红蝴蝶疮病的症状描述，与系统性红斑狼疮的症状极其相似，因此学者们认为中医的红蝴蝶疮相当于西医的系统性红斑狼疮。

狼疮性肾炎是西医治疗比较棘手的一类疾病，临床上多伴有水肿、腰膝酸软、畏寒肢冷、乏力、面色无华、尿少等症状，中医药在治疗中具有一定的优势。

中医认为此类患者多属于本虚标实证，先天禀赋不足，脾肾亏虚，后天失养，加之肝郁气滞，肝气乘脾，进一步加重脾虚。脾虚水湿运化不利，肾虚温煦失职，故见水肿、腰膝酸软、畏寒肢冷。脾为后天之本，肾为先天之本。脾气虚，无力运化水谷精微，故见面色无华；肾虚则气化失职，故见小便不利。治当健脾益肾以固本培元，温阳利水兼疏肝解郁以祛除标邪。临床上常选用五苓散、真武汤、苓桂术甘汤等配伍疏肝解郁、调畅气机的中药，不仅治疗狼疮肾取得了很好的疗效，同时可以减轻患者焦虑抑郁的症状。

首都医科大学附属北京中医医院肾病科治疗系统性红斑狼疮性肾炎合并抑郁症状的患者取得了很好的疗效。同时，对于一些使用激素治疗的狼疮性肾炎患者，采用中医药配合治疗，能起到很好的增效减毒的作用，有利于提高疗效，有助于减撤激素，减少病情的复发。（张康）

肾穿刺活检术

肾穿刺（renopuncture）即肾活检，也称肾穿刺活检术。随着医学的飞速发展，经皮肾脏穿刺活检术已经成为肾脏病诊断分型、指导治疗以及判断预后的主要手段。而超声的引导又使得此技术更加安全地实施。

肾脏病理检查的开展是肾脏病学发展过程中的一个飞跃。目前，肾脏病理检查结果已经成为肾脏疾病诊断的金指标。由于肾脏疾病的种类繁多、病因及发病机制复杂，许多肾脏疾病的临床表现与肾脏的组织学改变并不完全一致。其治疗方案及病情的发展结果也差别极大。

一、肾穿刺检查的临床意义主要有哪些

1. 明确诊断

肾穿刺活检术可以使超过三分之一的患者的临床诊断得到修正或明确。

2. 指导治疗

肾穿刺活检术可以使将近三分之一的患者的临床治疗方案得到修改。

3. 估计预后

肾穿刺活检术可以更为准确地评价肾脏病患者的预后。

二、肾穿刺可以诊断哪些疾病

1. 各种类型的肾小球肾炎、肾小球肾病、肾病综合征，全身疾病引起的肾脏病变如系统性红斑狼疮、淀粉样变性、骨髓瘤、糖尿病、过敏性紫癜、尿酸性肾病、结节性动脉周围炎等。

2. 原因不明的持续性无症状蛋白尿和血尿，以及病因不明的高血压。

3. 急性肾小管及间质性病变。不典型的慢性肾盂肾炎，特别是与慢性肾炎鉴别有困难时，可以做肾活检明确诊断。

4. 原因不明的急性肾衰竭，在诊断和治疗上有困难时，或慢性肾脏病的原因不明，病情突然加重者，做肾活检可帮助明确诊断并指导治疗。

5. 肾脏移植后，肾活检可帮助诊断排斥反应或者药物如环孢素 A 的毒性反应，指导调整治疗。

6. 连续穿刺可以帮助了解肾脏疾病的发展过程，观察药物治疗的反应和估计患者的预后。

三、哪些患者不宜肾穿刺

1. 绝对禁忌证

①明显出血倾向；②重度高血压（肾穿刺前、后测血压）；③精神病或不配合操作者；④孤立肾；⑤小肾。

2. 相对禁忌证

①活动性肾盂肾炎、肾结核、肾盂积水或积脓，肾脓肿或肾周围脓肿；②肾肿瘤或肾动脉瘤；③多囊肾或肾脏大囊肿；④肾脏位置过高（深吸气，肾下极也不达十二肋下）或游走肾；⑤慢性肾衰竭；⑥过度肥胖；⑦重度腹水；⑧心功能衰竭、严重贫血、低血容量、妊娠或年迈者。

四、手术流程一般是怎么样的

1. 术前准备

医生告知患者肾穿刺的操作流程，缓解其恐惧心理；告知患者练习憋气（肾穿刺时需短暂憋气）及卧床排尿（肾穿刺后需卧床 24 小时），以便密切配合手术。器械选择：目前一般采用一次性自动弹射活检枪，成人选用 18g 或 16g 活检针，儿童用 18g 活检针。

2. 患者体位

常采用俯卧位，在腹部下方放置一楔形垫或枕垫以消除腰椎前凸，使背部稍弓起，肾脏紧贴腹壁，避免穿刺时肾脏滑动移位。

3. 具体流程

（1）患者排尿后俯卧位于检查台上，腹部垫枕将肾推向背侧固定，双臂前伸，头偏向一侧。一般选右肾下极为穿刺点，以穿刺点为中心，消毒背部皮肤，铺无菌巾。

（2）无菌 B 超穿刺探头成像，进针的路径在屏幕上显示为一根虚线或两根平行的虚线。

（3）活检部位确定后，用 2% 的利多卡因（2mL 左右）对局部的皮肤进行浅表麻醉，并沿着活检路径对软组织进行麻醉。将活检针置入进针导向器，针尖从皮肤麻醉点刺入，超声探头沿活检针下滑，置于皮肤之上。

（4）检查是否取到肾组织，目测其长度，根据活检的肾组织情况，重复穿刺 2 次或 3 次。穿刺过程一般由两人配合完成，一人负责定位和固定探头，另一人进行穿刺活检。

（5）穿刺完毕，穿刺点消毒，加压包扎，可用腹带包扎腰腹部。

（6）将穿刺标本分为 3 等份，分别送光镜（甲醛固定）、免疫荧光（生理盐水处理）、电镜（戊二醛固定）检查，送检标本需冷藏。

4. 术后患者需要注意的事项

（1）保持心情舒畅，手术创伤较小，无须过分担心。

（2）平卧 6 ～ 8 小时后可翻身，共卧床 24 小时，多饮水，密切观察血压、脉搏及尿色变化情况。有肉眼血尿者应延长卧床时间。

（3）术后当天连留 3 次尿常规，动态观察尿色有无变化，主要看有无血尿增多。

（4）术后第 2 天、第 3 天复查尿常规，继续观察有无血尿变化。术后第 3 天复查肾脏超声，评估双肾结构有无异常。

（朱向刚）

老年人补钙的建议

骨质疏松在老年人群里非常普遍，约 1/3 的女性和 1/5 的男性被骨质疏松困扰。老年人随着年龄的增长，骨质逐渐流失，食物摄入不足、缺乏阳光、皮肤合成维生素 D 的能力降低、肠道吸收能力下降等原因，都可能导致钙缺乏的加重。然而，过量补钙又有很多潜在的副作用，那老年人应该怎样补钙？

一、正确补钙，多少为宜

2013 年版《中国居民膳食营养素参考摄入量》推荐老年人每天钙的摄入量是 1000mg，可耐受的最高摄入量是 2000mg。

二、补钙方式，膳食为先

相对钙补充剂而言，膳食钙更有益于健康，所以首先应考虑增加膳食钙。牛奶、酸奶、奶酪等乳制品是钙的最佳来源，如早晚各一杯约 150mL 的牛奶，每日可摄入 330 ～ 360mg 钙。海鲜（虾蟹、扇贝等）、豆制品、部分蔬菜（如花菜、西蓝花、油菜）、蛋类等也含较多钙质。当不能达到足够的膳食钙摄入量时，可以适量使用钙补充剂。

三、需同时摄取适量维生素D

钙的最佳生物利用度是通过同时摄入维生素 D 实现的。2013年版《中国居民膳食营养素参考摄入量》推荐：维生素 D 每日摄入量是 400 ～ 600IU（10 ～ 15μg），可耐受的最高摄入量是 2000IU（50μg）。奶酪、鲜奶、动物肝脏、含脂肪高的海鱼等是维生素 D 的主要饮食来源。然而，对于大多数人来说，维生素 D 的主要来源是阳光。如果因行动不便等原因导致日照不足，口服补充低剂量的维生素 D 是相对安全的。

四、其他辅助骨骼保健的小要点

定期进行适当的负重运动对骨骼健康有益。有研究发现，步行可以显著增加股骨的骨密度，每周慢走 4 小时可显著预防髋部骨折。此外，超重、吸烟、高钠摄入、过量饮酒或可乐，均对骨骼健康不利。因此，需要清淡饮食、戒烟酒、保持理想体重和适量运动。此外，老年人需谨防跌倒，可以采取一些预防措施，如穿防滑鞋，在墙壁、楼梯安装稳固的扶手。（刘梦超）

得了肾脏病，能吃豆制品吗

得了肾脏病的患者，肾功能下降到一定程度，应控制蛋白质的质和量，原则上要求"优质低蛋白"。那么，大豆属于哪种蛋白？

一、大豆属于优质蛋白质

首先，我们来了解一下"优质蛋白"的含义。"优质蛋白"指高生物价蛋白质，即高生物利用率的动物蛋白质，因其所含的氨基酸比例与人体相似，易于消化吸收，所以称为优质蛋白，如肉类、蛋类、奶类等。而植物蛋白质因含非必需氨基酸，不易消化吸收，生物利用率较低，代谢后产生较多的含氮废物，如米、面、坚果类。但大豆是个例外，它所含的是优质蛋白，所以大豆蛋白能吃。

大豆蛋白是高生物效价的完全蛋白，是大豆的主要成分，占35% ～ 50%，属球蛋白类，被营养学家称为"绿色牛奶"。大豆蛋白的氨基酸有 18 种之多，除蛋氨酸，其余人体必需氨基酸的组成和比例与动物蛋白质相似，而且富含谷类蛋白缺乏的赖氨酸，是与谷类蛋白质互补的天然理想食品。大豆蛋白包含许多特殊的成分，如异黄酮、皂角苷、植酸、纤维及胰岛素抑制剂等，各种不同的成分发挥不同的生理作用。其中，大豆异黄酮有弱的类雌激素作用，还有降低胆固醇、抗癌基因、抗氧化等作用。大豆皂角苷可抑制血清中脂类的氧化，抑制过氧化脂质的形成，具有抗氧化、抗自由基作用，并能降低血中胆固醇和甘油三酯含量。而植酸能帮助控制血磷水平。

二、肾脏病患者是否可以放心大胆地食用豆制品

答案是否定的。这是因为大豆中嘌呤、钙、磷的含量也较高，对于肾脏病患者来说，更容易引起高尿酸血症、高钙血症、高磷血症，诱发痛风等；并且豆类如果生吃或者加工方法不对，吃了以后容易腹胀、产气并且难以消化。这两个问题，可以通过加工来解决。对大豆进行研磨、加热后，嘌呤和钙、磷会有一定程度的损失，导致胀气的成分也会被破坏，因此适当食用加工后的豆制品对肾脏病患者是适宜的。即使是痛风或高尿酸血症患者，也可以适量食用加工后的豆制品，如豆浆。

三、肾脏病患者能吃哪些豆类和豆制品

我国有悠久的食用豆类及豆制品的历史，豆制品的种类丰富，如豆粉、豆汁、豆腐等；而且在长期的中医医疗实践中，赤小豆、黑大豆是治疗水肿或补肾的常用药物或食物。这就给很多医者和患者带来了疑惑，究竟哪些豆类和豆制品能吃呢？

特别需要提醒大家的是，要区分大豆和杂豆。大豆指黄豆、

黑豆和青豆，这三种是优质蛋白质。而剩下的红豆、绿豆和赤小豆等都属于杂豆类，其主要成分为淀粉类。杂豆的蛋白质属于非优质蛋白，而且钾、磷、嘌呤含量高，所以要少吃或者避免食用杂豆类食品。

另外，豆制品种类繁多，包括豆腐、豆腐丝、豆浆、油豆皮、豆筋等。其中有些豆制品，如油豆皮、豆干等，在加工过程中添加了大量的盐和油，长期食用易导致高血压、水肿和高脂血症，不建议患者食用。对于肾脏病患者来说，比较理想的豆制品是豆腐和豆浆。对于病情稳定的肾脏病患者，根据体重以及其他动物蛋白质摄入量的情况，酌情加用豆腐和豆浆。此外，需要提醒大家的是，大豆主要指黄豆，而不包括绿豆、红豆、蚕豆等，大家在选购豆制品时也需注意是否由大豆加工而成。豇豆、扁豆、豆芽菜等不属于豆制品，因为这些蔬菜以食用植物根茎和膳食纤维为主，豆类成分较少，故不属于肾脏病禁忌食品，肾衰竭患者也可适量食用。（沈存）

低钠盐——肾脏病高钾患者慎用

经常见到一些肾脏病患者反复出现高钾血症，究其原因竟是长期食用低钠盐。

一、什么是低钠盐

低钠盐以加碘食盐为基础，添加了一定量的氯化钾，与普通钠盐相比含钠低（氯化钠70%左右），富含钾（氯化钾30%左右），有助于人体钠钾平衡。高血压患者之所以要低盐饮食，少吃盐，主要是因为要减少钠的摄入。低钠盐可以说是专门为高血压和心脑血管疾病患者量身定做的一种健康盐，盐里减少了氯化钠的含量，改用氯化钾来增加咸味。食用低钠盐，可以减少钠的摄入，从而可预防高血压，减少高血压导致的心、脑、肾并发症。

二、为什么肾脏病患者食用低钠盐会导致高钾血症

肾功能不全的患者，肾脏的排钾功能明显减弱，造成钾离子在体内蓄积引起高钾血症，再食用含钾量比普通食盐高的低钠盐，势必加重高钾血症，严重者可导致心律失常、烦躁不安，甚至猝死。

三、还有哪些人不适合使用低钠盐

长期服用 ACEI、ARB 类降压药物，及服用保钾利尿剂（如螺内酯、氨苯蝶啶、阿米洛利）的患者，都应该慎用低钠盐，这些患者都存在高血钾风险。

特别提示：盐是生活中必不可少的调味品，但是不管哪种盐都应该少吃为妙，每天盐的摄入量不要超过 6g，市场有售 2g 的控盐勺，可以更好地帮助我们限制每餐的盐食用量。（孙雪艳）

警惕"隐形盐"陷阱

食盐既能调制出美味的食物来增加食欲，又能补充人体必需的电解质，是伴随我们日常生活的必需品。美酒不可贪杯，食盐亦不能贪味。

一、肾脏病患者的低盐饮食方案

1. 肾功能正常

无明显水肿、血压升高等症状，无 2 型糖尿病、高血压、冠心病等基础疾病者，建议每日不超过 6g 食盐。

2. 肾功能异常

肾功能异常或者合并明显水肿、高血压、心功能不全等，建议每日不超过 3g 食盐。

肾脏病患者摄入钠盐过多，会导致机体容量负荷过重、水肿加重、血压升高等，从而增加肾脏负担，也增加心血管事件的风险。那么，肾脏病患者该如何合理控制食盐摄入，警惕"隐形盐"陷阱呢？

二、常见"隐形盐"陷阱

1. 鸡精、酱油、蚝油、黄酱、豆瓣酱等调味品

尽量只选用一种咸味调味品，避免反复添加后增加盐的摄入量。

2. 咸鸭蛋、咸菜、酱豆腐等腌制品

腌制的食物含盐量很高，尽量少吃或者不吃。

3. 虾皮、罐头、干果、火腿肠、薯片零食等加工食品

在购买加工食品前，翻看食品包装背面的营养含量配表，以了解钠含量。

1g 普通食盐≈ 0.4g 钠≈ 10g 鸡精≈ 5g 味精≈ 5mL 酱油。

6g 盐相当于 1 个啤酒瓶盖平平地装满的量。

在日常烹饪中，尽量选用新鲜的食材，还可以选择葱、姜、蒜、花椒等新鲜配料进行调味，菜准备出锅时再放少许盐；同时配备盐勺，方便计算食盐摄入量。（陈洋子）

高钾、高磷患者，这些是你的菜

我国常食用的蔬菜、水果品类繁多，其生长收获有春、夏、

秋、冬之不同，各自产地亦有燥、湿、温、凉的差异，形态口味各异，各自具有不同的营养价值。"没病吃啥都好，有病吃上犯难。"慢性肾衰竭患者常伴高钾血症、高磷血症，面对琳琅满目的瓜果蔬菜，选择起来却手足无措，下面就推荐一些含钾、磷较低的蔬菜供大家享用。

一、大白菜（每100g含钾90mg，磷28mg）

大白菜耐寒喜冷，清白高雅，凌冬不凋，是冬季应季的当家菜。其味甘，性平，入胃、肠、肝、肾、膀胱经，具有清热除烦、通利肠胃、利尿的功效。

二、冬瓜（每100g含钾78mg，磷12mg）

和大白菜一样，冬瓜也是大体型蔬果的一员，虽相对低钾低磷，但需注意食用总量。冬瓜从《神农本草经》就有栽培记载。与白菜不同的是，冬瓜喜温、耐热。其味甘、淡，性凉，入肺、大肠、膀胱经，可清热利水、消肿解毒、生津除烦。

三、丝瓜（每100g含钾115mg，磷29mg）

丝瓜也叫天罗、布瓜，喜温耐热，适应性较强，在夏秋季开花结果。其味甘，性凉，入肝、胃经。丝瓜表面有棱沟，果实网状纤维密布，全果食用具有清热化痰、通络的功效。

四、黄瓜（每100g含钾102mg，磷24mg）

黄瓜和丝瓜同属葫芦科，又名胡瓜、王瓜，生熟均能食用。其性甘、寒，入胃、小肠经，具有清热止渴、利水解毒的功效。黄瓜皮营养丰富，建议带皮食用。需要注意的是黄瓜性寒凉，胃寒的患者不要多食久食，老年慢性支气管炎患者发作期忌食。

五、绿豆芽（每100g含钾68mg，磷37mg）

"诸豆生芽，皆腥韧不堪，惟此豆之芽，白美独异。"（《本草纲目》）绿豆芽遇水生发，在发芽过程中，维生素 C 含量明显增加，部分蛋白质分解为一些人体所需的氨基酸，营养价值较高。绿豆味甘，性寒，归心、胃经，可清热解毒。脾胃虚寒者不宜久食。

六、西葫芦（每100g含钾92mg，磷17mg）

西葫芦原产于北美洲南部，我国 19 世纪才开始引入栽培。其喜湿润，不耐干旱，对土壤要求不严格，是钙含量较高的蔬菜，可除烦止渴、润肺利尿。

慢性肾衰竭患者除高钾血症、高磷血症外，常合并高血压、糖尿病、高尿酸血症等，需结合个人病情，选取适当食物，均衡适量饮食。若需具体咨询，可于首都医科大学附属北京中医医院营养科就诊。（本文参考《慢性肾病患者膳食指导原则》及《中医饮食营养学》）（刘梦超）

关注慢性肾脏病患者的饮食和营养

你认为"抽血→化验→看门诊→服药"是肾脏病患者唯一的医治方式吗？不良膳食和生活方式与 80% 以上慢性疾病的发生、发展密切相关，你关注过吗？

除了内科的治疗，饮食和营养治疗对慢性肾脏病患者至关重要，营养治疗直接关系到慢性肾脏病的三级预防。但部分医生及很多患者不重视饮食营养方面的治疗。

饮食营养治疗的首要一条就是低蛋白饮食，为什么要低蛋白饮食？

人体是能够适应蛋白摄入减少的。低蛋白饮食可以减轻肾脏的负担；能够改善胰岛素抵抗，利于血糖控制；减少氧化应激；减少感染、肿瘤的发生风险；可以降低尿蛋白；可以改善血脂代谢；可以增强降压药的作用；降低患者死亡风险或延迟开始透析40%，低蛋白饮食可以使需要治疗的患者数更少（每年每18个低蛋白饮食的患者中，有1个免于死亡或免于开始透析）。（蔡朕）

慢性肾脏病患者膳食指导

结合国家卫生健康委发布的《慢性肾病患者膳食指导》，下面为大家简要介绍一下主要的原则，以及平时需要进一步了解的饮食需求和注意事项。

为了使大家平衡膳食，应该选择多样化、营养合理的食物。定时定量进餐，合理分配营养比例，早、中、晚三餐的蛋白质摄入量建议均匀分配，能量大致分配比例见表2。可在三餐间适量增加点心，占总能量的5%～10%。

表2　三餐能量、蛋白质分配比例

项目	早餐	午餐	晚餐
能量	20%～30%	30%～35%	30%～35%
蛋白质	1/3	1/3	1/3

一、能量摄入

标准体重：（男性）标准体重 = [身高（cm）-100]×0.9（kg）；（女性）标准体重 = [身高（cm）-100]×0.9（kg）-2.5（kg）。

能量摄入建议146kJ（35kcal）/（kg·d）（年龄≤60岁）或126～146kJ（30～35kcal）/（kg·d）。若体重低于标准值需增加能量补给。有专家推荐，科学的分配原则是碳水化合物占1日总热量的 55% ～ 60%，脂肪占 1 日总热量的 25% ～ 30%，蛋白质占总热量的 15% ～ 20%。

二、需根据生活方式、慢性肾脏病分期、营养情况进行个体化调整

不同阶段的肾脏病患者对蛋白质摄入的需求量不同（表3），在保证营养适中的同时，不给肾脏造成太大的负担。

表3　不同慢性肾脏病分期蛋白质摄入推荐量

慢性肾脏病分期	1～2期	3～5期非透析	血液透析或腹膜透析
蛋白质摄入推荐量	0.8～1g/(kg·d)	0.6～0.8g/(kg·d)	1～1.2g/(kg·d)

比如慢性肾脏病早期（CKD1 ～ 2 期）的患者，体重 60kg，按 0.8g / (kg · d) 计算，每天建议摄入 0.8 [g / (kg · d)]×60 (kg) × 1 (d) =48g 蛋白质。其中至少 50% 来自优质蛋白质，即我们常说的肉、蛋、奶、大豆蛋白类，平时 1 个鸡蛋（约 7g 蛋白质）、1 袋230g 奶（约 7g 蛋白质）、50g 瘦肉（约 7g 蛋白质）、500g 瓜果蔬菜（约 8g）已含 29g 蛋白质，剩余的蛋白质则主要由主食补充。

三、食物选择——根据病情不同确定不同的食物摄入限制

需限制植物蛋白摄入——建议以马铃薯、白薯、藕、山药、芋头、南瓜等富含淀粉的食物代替米、面类主食。

需限制磷摄入——慎用动物肝脏、坚果、干豆类、各种含磷的加工食品。

需限制钾摄入——需慎选水果、马铃薯及其淀粉、绿叶蔬菜等（如水果中的枣、杏、香蕉含钾较高，梨、西瓜含钾量较少）。

需限制盐摄入——每日用盐 2 ～ 3g，包括盐、鸡精、味精、酱油等。

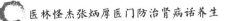

附常见食物每 100g 中能量、蛋白质、钾、钠、钙、磷含量表。（表 4）

表4　常见食物每100g中能量、蛋白质、钾、钠、钙、磷含量表

食物名称	能量 kJ	能量 kcal	蛋白质 g	钾 mg	钠 mg	钙 mg	磷 mg
牛肉（瘦）	444	106	20.2	284	53.6	9	172
猪肉（瘦）	598	143	20.3	305	57.5	6	189
羊肉（瘦）	494	118	20.5	403	69.4	9	196
牛肉干	2301	550	45.6	51	412.4	43	464
牛肉松	1862	445	8.2	128	1945.7	76	74
牛肝	582	139	19.8	185	45	4	252
猪肝	540	129	19.3	235	68.6	6	310
鲫鱼	452	108	17.1	290	41.2	79	193
草鱼	469	112	16.6	312	46	38	203
鲤鱼	456	109	17.6	334	53.7	50	204
带鱼	531	127	17.7	280	150.1	28	191
甲鱼	494	118	17.8	196	96.9	70	114
对虾	389	93	18.6	215	165.2	62	228
虾皮	640	153	30.7	617	5057.7	991	582
龙虾	377	90	18.9	257	190	21	221
海参（干）	1097	262	50.2	356	4967.8		94
鸡	699	167	19.3	251	63.3	9	156
鸡蛋	577	138	12.7	98	94.7	48	176
鸭蛋	753	180	12.6	135	106	62	226
松花蛋（鸭）	715	171	14.2	152	542.7	62	165
鸭	1004	240	15.5	191	69	6	122
咸鸭蛋	795	190	12.7	184	2076.1	118	231
鸽	841	201	16.5	33.4	63.6	30	136
牛奶	226	54	3	109	37.2	104	73
酸奶	301	72	2.5	150	39.8	118	85
奶粉（全脂）	2000	478	20.1	449	260.1	676	469
大米	1448	346	7.4	103	308	13	110
糯米（江米）	1456	348	7.3	137	1.5	26	113
小米	1498	358	9	284	4.3	41	229
高粱	1469	351	10.4	281	6.3	22	329

注：参考《慢性肾脏病患者膳食指导》。

（刘梦超）

日常护肾七忌

一、经常憋尿

尿液在膀胱里太久容易繁殖细菌，细菌经输尿管逆行到肾，会导致尿路感染。如果治疗不当、反复感染，可能形成慢性尿路感染，临床上常出现腰酸痛、尿频、遗尿等症状，反复发作，难以治愈。有些患者因工作原因经常长时间憋尿，这样会给尿液滋生病菌提供机会，建议此类患者注意勤排尿，多喝水稀释尿液，防止感染发生，保护肾脏。

二、过度喝饮料

人体内的酸碱度为 7.35 ～ 7.45，软饮料和运动饮料通常为高度酸性，过量饮用可引起体内酸碱度明显改变。肾脏是调节人体内酸碱度的重要器官，长期的过度摄取饮料会给肾脏带来负担，间接损伤肾脏。

三、暴饮暴食

随着经济的发展，人们常常聚餐，高热量、高蛋白以及很多精细食物的摄入，增加了代谢废物尿酸及尿素氮的产生。这些代谢废物绝大多数需要通过肾脏排出。暴饮暴食会增加肾脏负担，长此以往，增加了肾脏疾病的患病率。

四、过量食物添加剂

烘焙食品曾经有一种食品添加剂溴酸钾，该物质可提升烘焙食物的面筋强度及弹性，但过量食用会损害人的中枢神经、血液及肾脏。

五、过量食盐

中国人食盐较重，尤其是北方百姓饮食偏咸。人体每天95%的盐是通过肾脏代谢的，过量食盐会使血压升高、肾脏负担加重。一些日常喜欢膨化食品及速食的人们，需要警惕该类食品的含盐量较高。食盐过多、血压升高均可导致肾脏疾病的发生。所以，肾脏病患者必须限盐。

六、过量饮酒

大量饮酒容易导致高尿酸血症，尿酸的排泄主要通过肾脏。过量饮酒可引发肾脏疾病，如肾结石、尿酸性肾病等。

七、滥用药物

老百姓的家中常常备有药箱，身体出现一些小毛病的时候，会自己服药。但很多人不知道一些药物的毒性不仅会对肝脏造成伤害，还会让肾脏也跟着受到影响，比如一些抗生素药物。另外，一些镇痛药也会导致肾脏损害，引起肾脏病甚至肾衰竭。因此，平时不能随便服用药物，在需要使用药物的时候，必须详细阅读说明书，最好先咨询医生。（郑桂敏）

慢性肾脏病患者用药小常识

铁剂：铁是造血的原料，铁缺乏就会出现贫血。口服铁剂方便，但是吸收较差，胃肠道反应重，应在餐中或餐后口服。浓茶会影响铁的吸收，服铁剂时尽量不饮茶水。

促红细胞生成素：肾衰竭患者普遍缺乏促红细胞生成素，多数患者需要规律皮下注射。

叶酸：也是造血的必需原料，多数饮食正常的慢性肾脏病患者不需要补充。

磷结合剂：慢性肾脏病患者最常用的磷结合剂是碳酸钙、醋酸钙，这两种药物宜餐中嚼服。若出现血磷正常、血钙偏低时，可餐前服用碳酸钙以补钙。碳酸镧、司维拉姆是两种不含钙的磷结合剂。服用的时候需要注意，司维拉姆应餐中吞服，碳酸镧则应餐中或餐后嚼服。

营养方面：由于慢性肾脏病患者常常需要低优蛋白饮食，为避免营养不良，可服用复方α酮酸片。复方α酮酸片宜餐中吞服，以适当补充必需氨基酸。

毒素吸附剂：常用药物是包醛氧淀粉胶囊，一般需要餐后服用，与其他药物间隔半小时左右。

降压药物：降压药物宜晨起服用。为避免体位性低血压，可睡醒后，身边放一杯水；服用药物后不宜立即起床，应在休息10分钟左右后起床。改变体位时宜慢不宜快。

降糖药物：阿卡波糖、伏格列波糖宜餐中口服，诺和龙、格华止宜餐前15分钟口服。由于胰岛素需要肾脏灭活，随着肾脏病的不断进展，大多数患者肾衰竭后需要减少胰岛素的用量。如血透患者透析前宜适当减少胰岛素用量，但腹膜透析患者宜增加胰岛素用量。

抗生素：大多数抗生素经过肾脏排泄，请遵医嘱使用抗生素。肾衰竭患者需要减量服用抗生素。

肾脏病患者尽量避免应用解热镇痛药。（李艳爽）

沙坦和普利，有尿蛋白就可以吃吗

退休的张大爷 62 岁，觉得自己一直吃饭香，身体棒，对每年一次的体检不屑一顾，有 2 年多没有体检了。可不查不知道，今年体检还真查出问题来了，体检报告上写着"尿蛋白 3+，血肌酐 364μmol/L，建议至专科就诊"。

张大爷一看检查结果就慌了，赶紧向患有肾脏病多年的刘大爷求助，刘大爷向他推荐了自己一直服用的某普利，说这个药挺好，降蛋白还保肾。张大爷喜出望外，拿着药盒来到医院，进门就说"大夫，我想开这个药"。可医生问了病情之后却摇了摇头。

有尿蛋白就可以用沙坦和普利吗？答案当然是否定的。如上文所说，沙坦类和普利类确实有降蛋白和保肾的作用，然而却并非所有肾脏病患者都适合。对于非透析的肾脏病患者来说，一般认为血肌酐超过 265μmol/L（3mg/dL）时，使用这两类药就应该非常谨慎。

因为血肌酐较高时，残存肾单位已经较少，此时必须依赖肾出球小动脉高度收缩，维持肾小球内高压、高灌注及高滤过状态才能代偿排毒。而沙坦类或普利类药物以扩张出球小动脉为主，如果此时给予 ACEI/ARB，代偿排毒机制被破坏，不仅不能起到保肾的作用，反而有可能导致血肌酐异常升高。ACEI/ARB 药物虽好，却是一柄双刃剑，所以广大肾脏病患者一定要在专科医生的评估和指导下用药。

ACEI 和 ARB 两类药物是在慢性肾脏病患者中使用最为广泛的降压药，也许你对它们的学名不太熟悉，但说到某沙坦、某普利，你一定不陌生。也许你现在就正服用这些药物，或者曾经服用过，但你是否真正了解它们呢？对这些药物你是否也曾有困惑？

通过下面的小故事，我们将带你科学地认识这些沙坦类和普利类药物。

小李是一名中学年轻教师，男，30岁。平时工作认真细致，因为最近带毕业班压力比较大，经常自觉乏力。今年单位体检时发现尿蛋白2+，尿潜血、血肌酐等其他指标均正常，于是来到肾病科门诊就诊。检查24小时尿蛋白0.75g，血压120/80mmHg。在排查了一些继发性因素后，门诊医生给小李开了某沙坦，告诉小李每日1片口服，并嘱咐注意监测血压。取药后，细致的小李专门研究了说明书，这一看，果然看出了问题，于是直接返回诊室问医生："大夫，这个药是降压药，我血压不高为什么要吃这个药？"

你是不是也有过这样的疑惑：血压不高也要吃降压药吗？

肾脏病患者都知道，尿蛋白越多，说明肾脏越不好。而这两类药就是可以降尿蛋白的。要厘清其中的道理，就要从这两类药物的作用机制说起。平时我们说的普利类降压药，属于血管紧张素转化酶抑制剂；沙坦类则属于血管紧张素受体拮抗剂。无论从哪种途径，两类药物均阻碍了血管紧张素正常作用发挥。

"血管紧张素"，顾名思义，可以让血管收缩，因此这两类药物均可以舒张血管，这也是它们降压的机制。而在肾脏方面，两类药物扩张出球小动脉作用大于扩张入球小动脉，从而导致流经肾小球的血液入少出多，进入肾小球的血流量减少，肾小球内压力降低，减少了肾脏的滤过，滤出的尿蛋白自然也减少了。

此外，这两类药物还能通过抑制细胞外基质的蓄积等，延缓肾小球硬化、肾纤维化，保护肾脏。所以，门诊医生给小李开这类药的初衷并不是为了降压，而是为了保肾、降蛋白。同时，高血压能够促进肾损害进展，所以对于合并高血压的肾脏病患者，若无禁忌证，这两类药物当为首选。（王梦迪）

沙坦和普利，你吃对了吗

前面，初步认识了普利类和沙坦类药物，什么时候应该吃，什么时候不能吃，什么时候需要停。现在说说吃上药了，还应该注意哪些问题。

降尿蛋白，吃沙坦或普利就够了吗？

沙坦和普利两类药物可以减少尿蛋白、并保护肾脏，可在临床中常听到一些患者问："医生，这个药我吃很长时间了，但是感觉没有什么效果啊。"这是什么原因呢？

确实，不排除药物的作用有个体化差异，然而更多的情况是，有不少患者认为，生病只要吃上药就万事大吉了，却忽视了医生嘱咐的注意事项，做不到"忌口"，于是问题就来了。

高盐饮食不仅可减弱这两类药物的作用效果，而且可直接导致尿蛋白排泄增加。千万不要小看饮食细节，严格的低盐饮食可以使尿蛋白减少，血压下降，对于口味较重的肾脏病患者，低盐饮食对于降尿蛋白，比吃药还有效。服药固然重要，对于慢性病患者，若服药期间不"忌口"，即使用对了药，也未必会获得预想的疗效。

两类药物可以一起吃吗？

　　既然两类药物都可以降低尿蛋白，那可不可以两类药同时吃，是不是就可以起到 1+1=2 的效果？

　　两类药物通过不同的作用靶点抑制肾素—血管紧张素—醛固酮系统，从理论上讲，这个想法似乎成立。然而，实际的临床试验却发现，两类药物联合应用，不仅不能产生协同保护作用，反而会增加低血压、高血钾、肾功能下降等不良反应的发生率。基于目前的研究结果，两类药物联用仍然是弊大于利的，因此临床上不推荐将两类药物联用。

　　普利类药物和沙坦类药物，吃哪种更好？

　　这两类药物的作用靶点不同。普利类降压药主要作用于血管紧张素转化酶，抑制相对无活性的血管紧张素 Ⅰ 向活性血管紧张素 Ⅱ 转化，但血管紧张素仍可以通过旁路进行转化；沙坦类则直接阻断血管紧张素 Ⅱ 与其受体的结合。

　　在具体的临床疗效方面，不同人对药物的反应不一。临床观察显示，有 20% ～ 30% 的高血压患者对普利类有良好反应，而对沙坦类药物的反应不好，或对沙坦类反应良好者而对普利类药物反应欠佳。

　　在不良反应方面，因为普利类药物抑制了缓激肽的降解，使缓激肽蓄积，所以服用普利类药物的患者容易出现刺激性干咳。其发生率在中国高达 46%，造成很多患者的生活质量严重降低，甚至有患者因不能耐受而被迫停药。沙坦类药物比普利类药物的作用更为专一，不影响缓激肽系统，因此在临床上，ARB 常成为 ACEI 不能耐受后的替代者。

　　药物的选择要根据个体的情况和对药物的反应来选定，不能机械地评判优劣。（王梦迪）

沙坦和普利，什么时候需要停药

张大爷从门诊看病回来，就去找了隔壁刘大爷，对他说，你给我推荐的那个药大夫不让我吃，说是可能会让肌酐更高，原来这个药还伤肾呢，我看你也得小心点。于是，刘大爷也开始担心，是该继续吃，还是停药？一时间没了主意。

那么，已经用药的肾脏病患者应该监测哪些指标？什么时候需要停药？

如前文所述，普利类或沙坦类药物有导致肾小球滤过率下降、血钾升高的风险。因此，对于有药物适应证的患者，一般是从小剂量开始服用，服药期间一定要注意监测血肌酐和血钾。短期内，若血肌酐增高幅度＞30%，应减量；当血肌酐增高幅度＞50%，应停药。若服药期间出现了腹泻、脱水等血容量不足的情况，一定注意及时监测血肌酐和血钾。服药期间还应当定期监测血压，若出现血压过低，需要减量或停药。如果出现过敏反应，需要立即停服。

对于刘大爷来说，只要没有上述情况，还是可以继续用药物的。

还有哪些情况不适合吃这两类药物？

1. 这两类药物抑制了醛固酮的排钾作用，因此，高钾血症的患者应当慎用。

2. 因为这两类药物会进一步减少肾脏灌注和滤过，所以对于双侧肾动脉狭窄这种肾脏灌注本来就很差的患者，禁止再使用这类药物。如果有单侧肾动脉狭窄，用药也需谨慎。

3. 这两类药物可以导致胎儿畸形，所以妊娠妇女也属于禁忌人群。为了尽量减少对胎儿的影响，一般建议在计划妊娠6个月前停用该类药物。

　　老年人用药须特别谨慎。一方面，随着年龄的增长，正常人的肾功能储备逐渐下降；另一方面，老年人动脉粥样硬化、动脉狭窄的风险比较高，更容易出现低血压、低灌注。（王梦迪）

老年人与尿路感染

　　尿路感染是老年人群的一种常见病，在老年人感染性疾病中，发病率仅次于呼吸道感染。老年人群为什么容易患尿路感染？如何预防？

一、为什么老年人更易患尿路感染

　　1. 老年人的全身免疫防御功能逐步减退，且常有糖尿病、高血压、营养不良等基础疾病。随着年龄增长，尿道和膀胱等器官组织的黏膜发生萎缩、变薄等退行性改变，致防御功能减低。尤其是绝经后妇女，激素水平明显衰退，膀胱黏膜层粗糙不平，正常尿路存在的防止细菌黏附、抑制细菌生长的能力减退，阴道黏膜自洁能力下降，更容易患尿路感染。

　　2. 部分老年人有尿路梗阻性疾病。如前列腺增生、尿路结石、肿瘤等，可导致排尿不畅，细菌难以被清除。

　　3. 部分老年人有其他炎性疾病，如宫颈炎、阴道炎、盆腔炎、尿道旁腺炎、前列腺炎等。

　　4. 不合理使用抗生素。抗生素使用不合理可导致患者体内菌群失调，进而引起细菌耐药和二重感染。

　　5. 饮水量减少、长期卧床、留置导尿管等均易导致尿路感染。

二、如何预防尿路感染或减少复发

1. 应多饮水（需在没有饮水限制疾病的情况下）。对于可正常进食者，建议每天饮水至少 1500mL。这是最简单实用的清除尿路内细菌的方法。

2. 营养均衡，避免辛辣刺激性食物。适当运动，心情调畅。避免受凉、过度劳累、憋尿等。

3. 养成良好的个人卫生及行为习惯。定期清洗会阴部，不穿紧身内裤，定期更换衣物、床单。排便后，从前向后擦拭，防止大便污染尿道。

4. 积极治疗合并疾病，如控制血糖、及时处理尿路梗阻等。尽量避免不必要的导尿和尿道器械检查。长期留置导尿的老年人需要定期更换尿袋，定时放尿，注意引流袋的位置要低于膀胱，防止尿液回流。（刘梦超）

尿路感染变复杂怎么办

复杂性尿路感染指尿路感染（尿培养阳性）同时伴有获得感染或者治疗失败风险等合并状况，如常伴尿路结构或功能异常，或其他潜在疾病。

尿路结构功能异常包括泌尿系统畸形、多囊肾、肾囊肿、留置导尿管、尿路支架，结石、肿瘤等。尿流动力学异常包括膀胱输尿管反流，膀胱残余尿＞ 100mL 等。

获得感染合并疾病还包括围手术期和术后尿路感染、糖尿病、免疫缺陷、肾功能不全、肾移植、肿瘤化疗或放疗损伤尿路上皮等。

复杂性尿路感染迁延不愈，部分患者可引起永久性肾脏损害，导致肾脏瘢痕、高血压或其他问题。随着抗菌药物的不断更新，长期使用抗菌药物导致的病原体分布改变、诱导耐药性产生等问题日益凸显。目前中西医结合治疗优势突出，中医药分期辨证论治本病的优势在于改善患者体质状态、减少耐药发生、阻断病程的迁延发展。（孟元）

肾脏病患者与利尿剂的使用

一、什么时候要使用利尿剂

　　肾脏病患者出现水潴留，如水肿较重，或者尿量较少，或者体重逐渐增加，或者出现胸腔积液、腹腔积液、心包积液等，一般需要加用利尿剂。轻症口服利尿片就可以，如果病情较重，可能需要静脉使用利尿剂。

二、利尿剂分哪几类

　　常用的利尿剂大致分三类：第一类是强效药，即袢利尿剂，如呋塞米（速尿片）、托拉塞米片、布美他尼片，它们都能排钾，利尿效果较强，也较常用。第二类是弱效药，如氢氯噻嗪，作用机制也是排钾利尿。第三类也是弱效药，但是可以保钾，可预防低血钾，如螺内酯（安替舒通）。

三、如何选择利尿剂

　　一般最开始使用利尿剂，首选第一类强效利尿剂，以速尿片为代表；或者水肿较严重的，也首选袢利尿剂，常用的呋塞米、托拉塞米、布美他尼都可以选用，临床中常轮流使用。如果水肿仍较明显，常常加氢氯噻嗪作为辅助利尿治疗。如果患者的血钾偏低，可以加螺内酯，以预防低钾血症，螺内酯也有稍弱的利尿效果。

四、使用利尿剂后尿量多少合适

肾脏病水肿患者采用利尿治疗时，我们一般推荐每天体重下降 0.5 ～ 1kg 为宜。观察 24 小时出入量记录，也就是每天尿量，比摄入的液体量多 500 ～ 1000mL，这样平稳消肿，对患者的心血管、血压、肾功能等影响小，且不适症状也不明显。

五、利尿治疗时饮食要注意什么

严格限盐，每天钠盐摄入量不超过 3g，甚至更低。水肿特别严重者，甚至会要求无盐饮食，因为"有一份盐就存一份水"。

严格控制饮水量，我们一般量出为入，观察 24 小时出入量，记录，每日液体入量（包括水、粥、奶、中药、汤等）须比尿量少 500mL 左右。

如果血钾偏低，可以适当补充一些含钾较多的食物，或者口服补钾药物。

六、利尿治疗需注意监测哪些

除了尿量、血钾，需要注意监测血压。如血压较低（如小于 90/60mmHg），利尿治疗要慎重，需考虑是否减量或者停用利尿剂。

注意肾功能变化。如果血肌酐水平逐渐升高，也要注意是否利尿过度。

利尿剂可能引起血尿酸升高，甚至诱发痛风发作，如有痛风发作史，应积极降尿酸治疗。

七、肾脏病水肿是否需要输白蛋白

肾脏病水肿患者常伴大量蛋白尿，少则每天 1 ～ 2g，多则 10 ～ 20g，从而导致低蛋白血症。但是应该尽量避免静脉补充白蛋白，除非水肿较重，单纯应用利尿药物效果较差，可以短期少量应用白蛋白加强利尿。因为长期或大量使用白蛋白可能会加重肾脏负担，出现蛋白管型，引起急性肾脏损伤。此外，输注的白蛋白很快会从尿液中排出，收益甚微。建议应尽快查明肾脏病病因，对症选用激素、免疫抑制剂或者中医药治疗，使尿蛋白尽快改善转阴。

八、使用利尿剂应慎用哪些药物

利尿剂与激素（如泼尼松、美卓乐等）同用，会降低利尿作用，并加重电解质紊乱，尤其是低钾血症。

利尿剂与 ACEI 类降压药（如卡托普利）、ARB 类降压药（如缬沙坦）、甘露醇合并使用，可能导致急性肾衰竭。

呋塞米会使氨基糖苷类（如链霉素、庆大霉素、阿米卡星）的清除率下降约 35%，增加眼毒性和耳毒性。还可使地高辛浓度在短期内下降，多次给药后，又可使地高辛血药浓度升高，且易致毒性反应。

利尿剂是把双刃剑，正确合理使用利尿剂很重要。患者应该在有经验的医生指导下使用，专业指导意见能使肾脏病水肿更好更快缓解，尽可能减少不良反应的发生。（朱向刚）

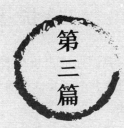

第三篇

透析人群防护篇

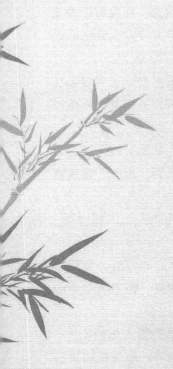

透析患者的营养小锦囊

我国血液透析患者的营养不良患病率达 30% ～ 66.7%。透析患者营养不足、微量营养素异常，多由摄入量或营养吸收减少所致。

蛋白质能量消耗是多种疾病导致的蛋白代谢异常，临床表现为营养和热量摄入不足，血清白蛋白含量低。营养不良和蛋白质能量消耗是血液透析的重要并发症，由于营养物质摄入减少，以及透析过程中营养物质，如氨基酸、蛋白质、葡萄糖流失等导致。

营养不良也是透析患者出现贫血、心血管并发症的重要原因，加强营养治疗不仅可以改善患者的营养状态，而且可以改变患者的矿物质与骨代谢异常、高血压、感染等并发症，降低心血管事件的死亡率。

透析患者的饮食大原则是三高一低，补调结合。三高指高优质蛋白、高热量、高必需氨基酸，一低指低磷；补指补充水溶性维生素，调指调节水分、电解质。

合理饮食是维持性血液透析患者提高生存率的关键。饮食建议高热量、优质蛋白、高钙、低磷、低盐、低钾、低脂、适量水溶性维生素，控制水分。

钾摄入量：血液透析患者每日钾摄入量为 1.5g，不超过 2g。去钾方法：切开洗涤，浸泡，沸水煮。

钙磷摄入：血透患者每日钙的摄入量是 1.0 ～ 1.5g，每日磷的摄入量是 0.6 ～ 1.2g，含钙高的食物含磷也高，注意食物中的钙磷比。遵医嘱服用磷结合剂。

蛋白质的摄入：血透患者每日每千克体重的摄入量是 1.2 ～ 1.5g，选用优质蛋白、鱼、肉、禽类、蛋、奶等。减少植物蛋白的摄入，如豆类、谷物等。蛋白质摄入过多也会导致血磷升高。

食物千万种，饮食管理是第一，低磷低钾高蛋白，生存预后有保障。（王硕）

血液透析过程中，哪些情况该告诉医生和护士

开始透析 1 小时，患者出现胸闷憋气、气促、喉痒、全身瘙痒、咳嗽、内瘘周围发红、腹痛、腹部痉挛等，这些症状可能提示发生了透析器及内瘘穿刺针的过敏反应。发热、畏寒、寒战，有可能是血管通路感染，应随时告知医生就诊。

透析 2 ～ 3 小时，患者出现黑矇（眼前发黑）、反应迟钝、耳鸣、周围的声音变得遥远、头晕、头痛、肌肉痉挛、全身皮肤干痒、四肢末梢皮肤湿冷、便意、哈欠连连、声音嘶哑、喉干、发热等。这些很有可能是低血压症状，应该及时呼叫医护人员。因为血压降到一定程度，可能使患者无力发声，到时候想叫也叫不出来。

有的肾脏病患者称重时，一件厚外套没有脱去，导致多超滤。刚开始不舒服，他没有吱声，之后被巡视的护士发现，测血压较低，出现低血压的症状，又遵医嘱回输在线预充液，这样就真的得不偿失了。

心慌、出汗、乏力、饥饿、犯困，如果患者空腹透析或者透析前进餐早，进食少，这很有可能是低血糖的表现。此时患者要及时呼叫医护人员，测血糖，按情况采取治疗措施。低血糖的危害远比高血糖的危害严重，低血糖重者可出现昏迷和死亡。临床有真实案例，肾脏病患者需引以为戒。

头痛、恶心、呕吐、烦躁伴血压升高，有可能是失衡综合征、脑出血。透析过程中，内瘘穿刺处突然肿胀，有可能是穿刺

针刺破血管或者穿刺针脱落，应及时呼叫护士处理。

在家透析期间，透析前，一般不要应用降压药、降糖药、胰岛素；精准测量体重，防止低血压等发生；清洗内瘘手臂，以免感染。有异常情况，一定及时去医院就诊。（王硕）

血液透析患者回家五步曲

流感期间，透析患者仍然需要每周到医院3次进行透析治疗。透析患者属于病毒侵害的高危人群，从医院回到家应该怎么做？需要注意哪些事情？记住下面五部曲。

第一步：到家门口首先脱掉外鞋，放于门外，或在门口放置一个喷洒过含氯消毒液的地垫，对鞋子底部进行消毒处理。消毒液配制方法：在一个500mL的矿泉水瓶中，加入一瓶盖的84消毒液原液，再接满水，配成500mg/L的含氯消毒液500ml。

第二步：洗手。一定要勤洗手。将洗手液放至手中，按七步洗手法揉搓双手，时间要大于30秒。

第三步：洗手，摘除口罩。口罩内面朝外放到塑料袋中，塑料袋扎紧、封口丢弃垃圾桶中。

第四步：洗手，脱掉外衣。可将外衣裤悬挂于阳台通风处，或喷洒酒精进行消毒。特别提示：注意防火。

第五步：洗手，用含酒精的湿巾对手机屏进行擦拭，千万别忽视了手机屏藏污纳垢的危害。

> 流感病毒真厉害，
> 稍不注意受侵害。
> 戴口罩，勤洗手，
> 加强防护躲避它。（侯春花）

居家腹膜透析小知识

腹膜透析是大多数终末期肾脏病患者选择肾脏替代治疗的方式之一。本法可以居家操作，简便经济，尤其是不脱离家庭和社会，还能从事力所能及的家务及活动。为了给大家提供更好的治疗，我们列举了患者出院后常见的注意事项。

一、定期复诊

定期复诊，每月1次。并不是学会了腹膜透析操作就可以不再关注肾脏病的病情变化，定期复诊可以使医生更好地掌握患者的透析情况、残肾功能的变化、腹膜功能的改变，以及饮食情况的变化，透析方案和用药会根据这些变化而调整。

二、门诊带好腹膜透析记录本

门诊前一天要带好腹膜透析记录本，并准确记录，便于医生观察患者透析的情况，携带好需要开的药物清单。如若需要化验抽血，请空腹服用降压药，避免血压过高。

三、饮食的原则

为保证足够的营养摄入，我们建议"四个一，一个二"的原则：每日1个鸡蛋，1袋牛奶，1份500g蔬菜，1份200g水果，每日2两（100g）肉。每天盐的摄入量3g，油的摄入量控制在25g。蛋白质的摄入量按每千克标准体重1g，其中优质蛋白占60%以上。

四、饮食限盐小窍门

不食用腌制食品，远离加工食品；适当使用调味品，3g 盐 = 15mL 酱油，可以使用糖、醋、葱、姜、蒜等调味品来提香；菜出锅前放盐；不要购买低钠盐，低钠盐、低钠酱油往往是用钾盐替代的，不建议肾脏病患者食用。下面是常见的高钠食品（表5），供大家参考。

表5　高钠食品表

种类	高钠食品	
坚果类零食	话梅、陈皮、用盐炒过的硬壳坚果、咸味饼干、薯片、虾条、朱古力饮品、罐头饮品	
蔬菜类	腌制过的菜：梅菜、酱菜、榨菜、酱瓜、冬菜、罐头制品	
肉类	所有加工肉类，如腌肉、腊肉、火腿、香肠	
调味品	盐、酱油、味精、鸡精、蚝油、调味汁、豉油，所有的酱类：番茄酱、沙拉酱、甜面酱、豆豉酱等	

注：依据《成人慢性肾脏病食养指南（2024年版）》。

五、减少饮水小窍门

用带有刻度的杯子，小口喝水；将水中加入柠檬，生津止渴，减少刺激性调味品的使用；可以用凉水漱口，口含冰块等；限制盐的摄入，减少口渴的感觉。

六、防治便秘和腹泻

便秘会使肠腔胀满，压迫腹膜透析管，容易出现引流不畅。患者宜多食用粗纤维蔬菜，适当活动，养成良好的排便习惯，可备通便药。腹泻时，肠道细菌进入腹腔可导致腹膜炎，避免食用隔夜菜，或是易引发腹泻的食物，如韭菜等。

七、正确服用药物

透析患者常常伴有血磷升高、皮肤瘙痒。为减轻透析的不良反应，应正确服用磷结合剂，餐中嚼服碳酸钙，避免食用高磷食物，如海鲜、坚果等，避免食用肉汤、动物内脏等。

八、正确定购透析液

提前 1 周订购透析液，做好节假日的治疗储备。特种病每年备案 1 次，提前半个月办理。

九、注意饮食中钾的摄入

腹膜透析患者常常出现低血钾，注意饮食中钾的摄入，可适当食用香蕉、西红柿、橘子等。若出现高血钾，请减少高钾食物的摄入。生活中可以将蔬菜切碎，浸泡，再焯水，不食用菜汤，以减少钾的摄入。

其他注意事项：注意保护透析管路，避免牵拉导管；每周至少保证两次出口换药，若出口出现红肿热痛及时就诊；导管周围避免使用利器，洗澡时使用贴膜保护，避免盆浴、游泳；透析前要洗手；戴好口罩，每日用紫外线消毒腹膜透析治疗室。每日测血压，测体重，做好腹膜透析记录，碘伏帽避免重复使用，保持排便通畅，便秘、腹泻及时解决，如出现并发症及时联系腹膜透析门诊。（李艳爽）

腹膜透析相关腹膜炎要早知道

患者：在家中透析时如何发现腹膜炎？

医生：记住腹膜炎的 3 个症状，发热、腹部疼痛、透出液浑浊。

患者：什么是透出液浑浊？

医生：很简单，将透出液袋的光面向上，在袋子下面放 1 张写着字的纸，如果可以看清纸上的字迹就是清亮的，如果看不清就是浑浊的。

下图左边是（图4）不浑浊的，右边（图5）是浑浊的。

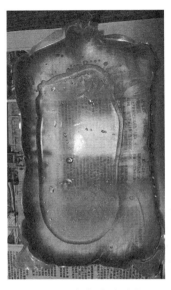 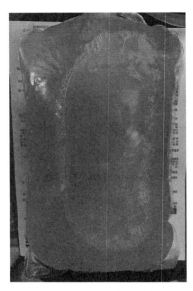

图4　正常腹膜透析液　　　　图5　浑浊的腹膜透析液

患者：发现腹水浑浊应该怎么处理？

医生：一旦发现上述任何一种情况，要立即打电话给腹膜透析中心。即使只是发现透析液浑浊，也不要等待下次换液时看看是否会变清。切记不要扔掉浑浊的腹膜透析液，保留并带到医院进行化验，不要随便倒掉。

患者：腹膜炎危险吗？

医生：如果不及时治疗，可能会引起全身严重的感染，甚至危及生命。另外，腹膜炎可能引起腹膜硬化，导致无法再继续进行透析治疗。但如果早期发现，并快速开展治疗，大多数腹膜炎可以很快治愈。

患者：腹膜炎怎么确诊？

医生：诊断是由医生来通过临床症状及化验指标（图6）来确定的。

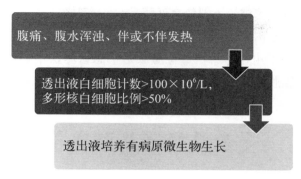

图6　腹膜炎的诊断标准

患者：腹膜炎好治吗？

医生：患者被诊断为腹膜炎后，医生会第一时间根据病情需要选用抗生素治疗。根据患者情况把抗生素直接注入透析液中，同时会全身静脉滴注或口服抗生素。很多患者应用抗生素治疗，感染很快就好转，但还应该持续使用 2～3 周的药物治疗。

患者：患了腹膜炎需要注意什么？

医生：要积极配合医生的治疗。每天勤观察腹水的情况，监测体温变化，加强营养，多休息。加强外出口的换药。要如实地记录腹膜透析记录本。每日向透析中心的护士和医生汇报病情。

患者：需要停止透析吗？

医生：在腹膜炎期间，一般要继续腹膜透析治疗。如果停止，可能会引起腹壁粘连，导致以后再也不能透析了。因此在腹膜炎期间，非但不能停止透析，更要认真无菌操作，加强室内消毒，仔细记录透析情况。

患者：如何预防腹膜炎的发生？

医生：居家透析时，要按医生和护士的要求规范无菌操作，尤其是要戴好帽子、口罩，正确洗手；腹膜透析操作室内要保持整洁，按要求用紫外线灯消毒，地面和桌椅表面用消毒液擦拭。还要适当运动，加强营养，避免感冒；注意饮食，以免腹泻，保持良好的排便习惯，不要经常便秘。

患者：谢谢医生。

医生：不用谢，希望每位腹膜透析患者尽量不发生腹膜炎，如果发生腹膜炎要尽早治疗。（蔡朕）

夏季腹膜透析防感染

80岁的刘爷爷腹膜透析近1年，前段时间突然联系医生说最近腹膜透析不顺利，引流总是负数，有时候会负超滤1000mL。他在电话里说腹水是清亮的，没有发热，没有腹痛，排便规律，医生不敢怠慢，赶紧让老人到医院。在医生的监督下，他自己在医院里完成1次透析操作，引流出的腹水已然是小米汤样的，这是发生了腹膜炎。经过腹水常规、腹水培养的化验，结果发现致病菌是表皮葡萄球菌。这是一类寄生在皮肤表面的正常菌群，腹膜透析患者的感染多由接触感染引起。医生为刘爷爷安排了住院，住院期间进行腹腔用药；因为观察到刘爷爷每次操作中总是忘记手消毒，医生就再次为他培训了透析操作，告知腹膜炎的预防知识。2周后腹水转为清亮，腹膜炎痊愈出院。

夏季，病菌滋生活跃，腹膜透析患者的腹膜炎发生率有上升趋势。有的患者无任何症状，更要引起重视。每次操作后，患者要仔细检查引流液体是否清亮：视窗面朝上，底下垫带字的报纸，观察字迹是否清晰。若字体模糊不清，请及时联系中心。洗手非常重要，每次洗手时间不少于1分钟；每次接触开关必须手消毒；操作过程中，不可以玩手机，要知道手机表面是很脏的。操作中，每袋液体仔细检查，是否有漏液或是包装破损。操作过程中要全程佩戴口罩和帽子，口罩需要包住口鼻，帽子要遮住所有头发。定期更换口罩，至少每日一换，潮湿必换。腹膜透析在单独房间中进行，操作过程中切勿打开门、空调、风扇，尽量避免人员走动。紫外线灯管使用满 1 年必须更换灯管，每日消毒房间两次，每次 40 分钟。出汗较多或洗澡后必须给外出口换药。

夏季需特别注意饮食卫生，切勿食用剩菜剩饭。水果、蔬菜全部去皮食用，一定注意不要食用生菜，必须焯过食用。比如草莓，为避免清洗不彻底，建议焯水食用。（李艳爽）

给腹膜透析患者提个醒

腹膜透析患者居家透析，既保证了有效的肾脏替代治疗，又减少了外出带来的感染风险。为了大家能平安度过特殊时期，下面为腹膜透析患者总结了几点注意事项，给大家提个醒。

流感的传播途径主要是飞沫传播、接触传播，人群普遍易感。对于基础病多的患者，更易被传染，且相对预后差。所以请大家尽量减少不必要的外出。

如果必须外出，一定佩戴口罩，也可以酌情戴上一次性手套、帽子和防护镜。注意选择正确的口罩。如果只是乘坐公共交通，或去超市购物，佩戴一次性口罩就可以达到防护效果；如果去医院就诊或者居家观察、家中有需要观察的人员，需选用一次性医用外科口罩。提醒大家，一次性普通口罩、外科口罩、N95 口罩都不能用水清洗。

建议腹膜透析患者在家中备有免洗手消毒液，外出时随身携带一部分，接触公共区域的扶手、电梯按钮后，可以随时进行手消毒。

腹膜透析操作过程中一定要认真洗手，洗手时间不少于 1 分钟。认真洗手是腹膜透析患者预防腹膜炎的关键一步。腹膜透析操作过程中要严格无菌操作。腹膜透析患者在流感流行期间，更要严格注意手卫生。外出回到家中，戴口罩前，摘口罩后，饭前，便后，咳嗽、打喷嚏前后，腹膜透析操作前后都要认真洗手。提醒：手消毒与洗手不能相互替代。

规律腹膜透析，不允许随意增减透析次数，请及时清点腹膜透析用药、透析液、腹膜透析相关用品的储备量，若储备不够请尽早备药；保证每周对外出口换药两次，外出口有渗出、红肿等异常情况请及时联系医生；透析操作认真，每次操作后及时检查腹膜透析液是否清亮，如遇到操作失误，及时联系医生，预防腹膜炎时刻记心间。

不要去疾病流行的地区，避开人员密集的场所；房间每日开窗通风，注意腹膜透析操作前一定关闭好门窗，紫外线照射30分钟后方可操作。提醒：腹膜透析操作后才能通风。

饮食清淡，避免肥甘厚味、辛辣油腻，不吃坚果、零食，控制饮食量和体重，保持排便通畅，维持出入量平衡。适当活动，可做力所能及的家务，或练练八段锦、太极拳等。保持良好心态，保证特殊时期平稳过渡。

一旦患者或家属有发热、乏力、咳嗽、胸闷、喘憋等症状，请及时去医院排查，早发现早治疗才能更好地恢复健康。（李艳爽）

腹膜透析患者高磷那些事儿

磷是参与骨矿物质代谢的重要电解质。慢肾衰竭患者经肾脏排磷减少，常出现高磷血症，而腹膜透析清除的磷是有限的。高磷会并发肾性骨病，常表现为皮肤瘙痒、骨痛、易骨折，还有一些患者出现不宁腿，高血磷严重者会出现血管钙化、心脏瓣膜钙化，甚至导致心脑血管事件的发生。肾脏病患者该怎么做才能把磷控制好呢?

一、明确含磷食物

食物中的磷分为有机磷和无机磷。

常见的含有机磷的食物:肉类、蛋类、奶制品、坚果、菌类、植物的种子、谷类等。

无机磷一般存在于加工食品中,如防腐剂、着色剂、膨松剂、调味剂等。常见的含无机磷食物有饮料、零食、奶酪、加工肉类食品。无机磷90%以上会被身体吸收。

二、选择含磷低的食物

腹膜透析患者需在充分透析的前提下,控制饮食中磷的摄入。通常含优质蛋白高的食物含磷量比较高,腹膜透析患者每日透析,会丢失蛋白质和氨基酸。所以不建议肾脏病患者通过限制优质蛋白摄入,来控制血磷。我们更推荐含磷比较低的优质蛋白,如蛋清、海参、罗非鱼等。我们列举了常见食物的磷、蛋白含量(表6),供大家参考。

三、餐饮减磷操作

肉类先用生水煮沸,再弃汤烹饪;少用调味品;不喝汤,拒吃汤泡饭;不吃坚果零食、带包装的食品;尽量减少无机磷的摄入。

四、合理应用降磷药物

目前常用的降磷药物有碳酸钙或醋酸钙、碳酸司维拉姆、碳酸镧。降磷钙剂一定餐中嚼服,和优质蛋白一起服用降磷效果好。碳酸司维拉姆是不含钙的降磷药,服用时需要餐前吞服。碳酸镧是含有金属离子的降磷药物,应餐中嚼服或是研碎餐中服用。服用任何一种降磷药物均需定期监测血磷水平，以便及时调整药物剂量。

表6　常见食物磷蛋白比查询表

类别		食物克重 (g)	蛋白质含量 (g)	磷含量 (mg)	磷/蛋白比值
动物类	猪肝	100	约20	310	16.1
	牛肉	100	约20	195	9.7
	猪肉	100	约20	189	9.1
	羊肉	100	约20	182	9.3
	鸡肉	100	约20	156	8.1
	鸭肉	130	约20	158	7.9
蛋奶类	牛奶	200	约6	146	24.3
	蛋黄	40	约6	96	15.8
	奶酪	25	约6	81.5	12.7
	全鸡蛋	45	约6	58.5	14.2
	蛋白	50	约6g	9	1.6
水产类	鲈鱼	110	约20	266	13
	草鱼	120	约20	244	12.2
	海参	120	约20	34	1.7
	海虾	120	约20	235	11.7
豆制品类	豆腐（南）	129	约8	116	14.5
	豆腐（北）	65.5	约8	103	13
	豆浆	250	约4.5	75	16.7
菌类	口蘑（白蘑）	10	约3.8	165	42.8
	金针菇	100	约2	97	40.4
	平菇（鲜）	100	约2	86	45.3
	香菇	100	约2	53	24.1
坚果类	核桃（熟）	60	约5	133	28.1
	腰果（熟）	30	约5	118.5	22.8
	西瓜籽（熟）	25	约5	114	23.4
	炒花生	25	约5	81.5	15
	栗子（熟）	100	约5	91	19

注：依据《中华肾脏病杂志》2014年2月第30卷增刊。

（李艳爽）

腹膜透析患者血钾注意事项

很多终末期肾脏病的患者被高血钾困扰，透析后血钾问题仍持续存在。腹膜透析患者出现高血钾的情况比较少，而出现低血钾的情况更多。面对血钾问题，定期化验很重要，监测指标，为之后的治疗提供指导。

由于透析液不含钾，腹膜透析患者每次换液的过程也是一个丢失钾的过程。如果出现饮食减少、腹泻等症状时，血钾会进一步降低，这时候如果患者出现严重的乏力，没有精神，就需要及时复查血钾。根据血钾的情况，适当增加高钾食物，如橘子、橙子、土豆、西红柿等，如果饮食补钾效果不佳，要询问医生，应用药物补钾。

透析初期，有的患者饮食比较差，血钾偏低，需口服一些补充血钾的药物。随着进入透析时间的延长，饮食逐渐改善，这时候极易出现高血钾，高血钾会危害心肌功能，甚则引起心源性猝死。所以一旦出现高钾血症，需立即处理，停用补钾药物，减少高钾食物。常见的高钾食物需做降钾处理，如切碎、焯水、去皮等。必要时需要用药降钾治疗。

夏季瓜果蔬菜很多。以西瓜为例，很多患者存在吃西瓜能解渴的误区，更有患者 1 天能吃 1 个西瓜，殊不知这样的饮食习惯不仅会升高血钾，还会使体重增加，进而出现胸闷、憋气的症状。因为西瓜是含水量 90% 以上的水果，虽然含钾并不是很高，但是如果吃得很多也会对血钾产生影响。再次强调，腹膜透析患者水果的摄入量不宜过多，每天 4 两（200g）为宜。（李艳爽）

腹膜透析患者如何判断是否水肿

腹膜透析患者常常由于摄入水量增加、残肾功能下降、尿量减少、超滤不足而引起水肿。

1. 通常可以按下肢胫骨前或足踝部，如果可以按出明显的凹陷，就提示已经发生了水肿。

2. 短时间内体重增加。好多患者认为这是长胖了，但实际上大部分人可能是发生了水潴留。轻度水肿者无法在体表按出凹陷，只有当体重增加大于 5kg，才能在体表按出明显的凹陷。

3. 有的患者说："我早上不肿，下午水肿。"实际上这是因为夜间卧床时，水在身体的低垂处，如腰背部；到了傍晚，由于一天的活动，水肿凹陷才在下肢被发现。

水肿后常伴有血压升高、乏力、心慌胸闷等，为了避免更严重的心脑血管事件的发生，需要确保量出为入，也就是根据尿量和超滤量的多少，来确定第 2 天的食物摄入量，同时需要严格计算食物的含水量。例如：新鲜水果蔬菜的含水量是实际克重的 90%，根茎类、鲜肉、鱼虾的含水量是实际克重的 70% 左右，面条、粥、汤、奶的含水量也在 90% 左右，主食类（馒头、饼、面包、熟食）的含水量在 30% 左右。

严重水肿的患者一定要减少食物中水的摄入量。可以准备食物称，记录好摄入食物的克重，并分别计算含水量。

每天尽可能穿相同衣服去称体重，准确记录好体重、尿量、血压的变化。（李艳爽）

揭秘透析患者皮肤瘙痒

对于持续进行血液透析治疗的慢性肾衰竭患者，皮肤瘙痒是一种常见的难以忍受的症状。随着时间的延长，症状逐渐加重，患者十分痛苦，终日焦虑不安。

目前，皮肤瘙痒的机制尚未完全阐明，可能与血肌酐、尿素氮、尿酸、磷酸盐等因肾衰竭而不能从尿中排出，需从肾外途径如肠道、皮肤代谢，从而刺激皮肤有关。从中医角度看，血液透析患者由于营血不足，血不养肝，风从内生，肌肤失养而致瘙痒，以"虚、湿、瘀、风"为基本病机。

透析患者皮肤瘙痒常见于以下几种情况。

皮肤过敏：寻找过敏原，尽量避免接触。如更换皮肤消毒剂，胶布避免固定点粘贴，避免食物及药物过敏原，避免饲养宠物、盆栽等。

皮肤干燥：冬季洗澡频率不宜过于频繁，水温不能过高；浴后可擦拭护肤油，滋润保护皮肤。如若瘙痒难忍，要改变抓痒的方式，可用手轻拍打，勤剪指甲。中医治疗可予中药泡洗，药液温度不宜过高，38～42℃为宜，泡洗时间不要过长，20～30分钟。中药治疗皮肤瘙痒，可选用地肤子、益母草、丝瓜络、金钱草、花椒、金银花等，任选几味或遵医嘱。或者用炉甘石洗剂擦拭瘙痒处。

饮食不当：忌食辛辣刺激的食物，如浓茶、咖啡及酒类，避免高磷、高钾食物，糖尿病患者要严格遵循糖尿病饮食并控制血糖。

透析不充分：保证每周透析3次，每次透析4小时，确保充足的血流量，避免再循环，保证透析的充分性，并积极配合医生调整治疗方案。

透析并发症：低钙高磷持续不纠正，继发甲状旁腺激素（PTH）增高。可通过增加血液透析滤过治疗、血液灌流的次数，增加血磷的排出。需控制饮食中磷的摄入，补充钙剂。（王硕）

干体重，你真的了解吗

干体重是针对透析患者的专用名词，是评价患者体液是否潴留的特定指标。血液透析前后，医护人员会要求患者测量体重，时常会问有没有达标干体重。

一、了解干体重

干体重是透析后，患者体内没有水钠潴留，血压稳定，平卧时没有呼吸困难，生活能自理，自我感觉良好的体重值。干体重可以通过客观的方法进行评估。

二、干体重不达标的危害

高血压：长期高血压会加重心脏负荷，导致心肌肥厚，最终导致心力衰竭。

胃肠道症状：可能会有胃肠道水肿、淤血，引起食欲不振、恶心、呕吐等，导致或加重营养不良及贫血。

水肿：体内水分过多导致肢体水肿、胸闷憋气等，透析前更明显。

体重增长过多：为了避免体重增长过多，透析时必然要更多地脱水，大量脱水可能导致低血压、肌肉痉挛、虚弱无力等不良反应。

三、如何达到干体重

透析脱水量=治疗前体重−干体重+0.2（kg）

患者减少衣物情况下：脱水量 = 治疗前体重 -（干体重 - 减衣的重量）+ 0.2（kg）

患者增加衣物情况下：脱水量 = 治疗前体重 -（干体重 + 加衣的重量）+ 0.2（kg）

备注：0.2kg 为回血时 200mL 生理盐水量。

透析患者平时要记住自己的干体重，每天定时称体重。建议：透析间隔一天，透析前体重增长不能超过干体重的 3%；透析间隔两天，体重增长不能超过干体重的 5%。控制好自己的进食、饮水量，保证透析前体重不要超标。

患者可以备有体重秤及量杯，做到饮水计量、吃饭定量，经过一段时间的调整，就会找到适合自己的生活规律。控制好体重对透析患者非常重要。

四、如何控制干体重

每日的进水总量=前日的尿量+500mL

水果、粥、面条、菜汤等所含的水分也要计算在内。

运动量大，出汗较多，或冬季在暖房内，均可适量增加饮水。

不要吃过咸或加有很多调料的食物，过多摄取会口干多饮，从而导致体重增加过多。（王硕）

透析患者可以吃中药吗

透析分为血液透析和腹膜透析。很多透析患者有疑问，我可以吃中药吗？在回答这个问题前，我们先明确一下透析患者吃中药的目的。对于一位终末期肾脏病规律透析的患者，如果想靠吃中药脱离透析，那几乎是不可能的；但是如果想改善生活质量，解决透析之后产生的一些问题，如便秘、腹胀、纳差、乏力、失眠、皮肤瘙痒、焦虑抑郁等症状，还是可以通过吃中药解决的。研究报道，高达 80% 的透析患者有胃肠道症状。与血液透析患者相比，腹膜透析患者的胃食管反流疾病的发病率更高。

下面介绍两个用中药治疗透析患者伴随胃肠道症状的案例。

第一位是刘阿姨，77 岁。发现血肌酐升高 11 年，在外院已经规律血液透析 4 年，每周 2 次。尽管血液透析的充分性是正常的，但是刘阿姨觉得还是没有生活质量。典型的症状有入睡困难，眠浅易醒，梦多，乏力倦怠，纳差，胃胀，反酸烧心，嗳气，晨起口苦，急躁易怒。根据经方大家刘渡舟教授抓主症的辨证思路，"口苦，胃胀"结合舌脉，辨证为肝胃不和，予小柴胡汤合香苏散加减疏肝和胃。2 周后患者复诊，上述症状明显改善。

第二位是赵女士，49 岁。发现血肌酐升高 10 年，在首都医科大学附属北京中医医院肾病科规律腹膜透析 1 年多。赵女士的典型症状是便秘，严重影响腹膜透析效果。曾经口服肾衰宁、尿毒清颗粒、芦荟胶囊、乳果糖口服液，效果不佳。肠镜提示降结肠管状腺瘤，直径约 0.6cm。通过抓主症的辨证思路，"口臭，大便干，腹胀"结合舌脉，辨证为胃肠结热，予大承气汤加味，泄热通便、行气消胀。患者便秘明显改善。

通过以上案例，可见透析患者是可以吃中药的，但并不是所有透析患者都需要口服中药，因人而异。需要注意的是，透析患者服用中药的次数与普通患者是不一样的。建议腹膜透析的患者 1 天服用 1 次中药；血液透析的患者非透析日吃中药，透析日不需要服用中药。因为透析患者大多存在水负荷问题，服中药汤剂尽量采用浓煎，以减少液体的摄入。透析患者服用中药的时间根据病情而定，症状改善了就可以停服，不需要长期服用。此外，还需要定期进行相关检查，比如上文列举的两例患者，应该定期复查胃肠镜。（申子龙）

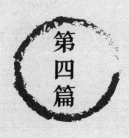

第四篇

四季养生篇

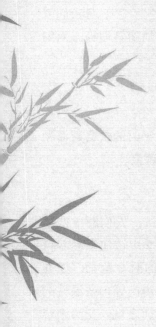

春季养生正当时，
肾脏病患者该如何防护

"人间四月芳菲尽，山寺桃花始盛开。"白居易的诗句描写了晚春的美好景色，此时正是养生的大好时节。俗话说，"一年之计在于春"，春为四季之始，如果春季养生做得好，对我们一年的身体健康都是非常有益的，慢性肾脏病患者应当抓住这个养生保健的好时机。那广大肾脏病患者应当如何做好春季养生？在日常调护中又有哪些需要特别注意的？

中医经典著作《黄帝内经》在提到春季调摄时说："春三月，此为发陈。天地俱生，万物以荣，夜卧早起，广步于庭，被发缓形，以使志生，生而勿杀，予而勿夺，赏而勿罚，此春气之应，养生之道也。逆之则伤肝，夏为寒变，奉长者少。"下面我们就结合中医经典著作中的理论，从饮食、起居、情绪管理等方面细细讲解。

一、饮食方面

"民以食为天。"春季饮食，肾脏病患者在平时的饮食习惯和疾病要求的基础上，根据节气时令进行适当的调整。

1. 宜温而忌凉

春季阳气渐升，气候渐暖。《黄帝内经》讲，人们顺应四季养生当"春夏养阳，秋冬养阴"，也就是说春季应该注意温养自身阳气，所以饮食方面可适当进食一些温补的时令蔬菜，如韭菜、香椿、葱、蒜等，肉食方面可以适当选择鸡肉等一些温性的肉类。但注意不可过度，过度进食温补食物，加之气候变暖则容易化热，出现"上火"或其他不适的症状，加重病情。此外，虽然春季新陈代谢加快，蛋白代谢快，但对于肾功能受损的患者，还应做到优质低蛋白饮食，否则仍会加重肾脏损伤。

2. 增甘而少酸

《备急千金要方》中说："春七十二日，省酸增甘，以养脾气。"中医讲，春季在五行属木，在五脏之中对应的是肝，此时当是肝气生发之时。而五味之中，酸味入肝，故过食酸则肝旺，肝木克伐脾土，导致脾胃之气损伤，而甘味入脾胃，所以适当进食甘平食物可以补益脾胃。但应当注意的是此处的甘味食物不是甜味食品，而是中医说的性味甘平的天然食物，如大枣、山药等，均为强健脾胃、养血填精的佳品，而像巧克力、奶油蛋糕等加工食品是不适宜肾脏病患者吃的。

3. 食有节而宜清淡

春季阳气渐生，肝气旺盛，易引起脾胃虚弱。饮食应以清淡为主，不可过度补益，更要避免暴饮暴食，以免加重脾胃负担。血钾不高的肾脏病患者，可适当进食新鲜的果蔬，以补充维生素和矿物质。

二、起居方面

春季应"夜卧早起，广步于庭，被发缓形，以使志生"。春季万物复苏，冬至之后，白昼渐长，春分之后更加明显，所以人应当顺应节气的变化，从"冬藏"状态中"复苏"过来。晚睡早起，此处的晚睡不应当超过晚上11点；进行适当的运动，运动方式以放松身心为主，不宜剧烈，根据自己的体能和疾病状况，选择散步、太极拳、瑜伽等运动，这些运动可以帮助肾脏病患者舒展身心、疏通气血，有助于延缓疾病进展。

三、情绪方面

《黄帝内经》说春季应当"生而勿杀，予而勿夺，赏而勿罚"。春季为万物生长，生机勃勃之时，肝气容易旺盛，所以此时更应该开阔心胸，凡事不要过分计较，知足常乐，少生气，多欢笑，多看喜剧，多和朋友、家人交流，保持平和的心态。

四、防护方面

春寒料峭时节，乍暖还寒时分，昼夜温差较大，肾脏病患者应该注意防寒保暖，"春冻未泮，下体宁过于暖，上体无妨略减"，春季着衣宜"下厚上薄"。此外，春季万物生发，也是各种病毒、细菌容易滋生的季节，肾脏病患者在看病、透析等必须情况下外出时，应当做好自身防护，注意添衣，戴口罩，勤洗手。

春季养生，重在温养阳气、调畅气机。肾脏疾病多属慢性病，肾脏病患者要学会顺应自然，与疾病和谐共处。"食饮有节，起居有常，不妄作劳，故能形与神俱，而尽终其天年，度百岁乃去。"希望与广大肾脏病患者携手，共护肾脏健康。（王梦迪）

春节话防护

新春佳节，走亲访友，洒扫守岁，开怀吃喝，共享天伦，乃是人之常情。慢性肾脏病患者，病程长，平时精神紧张，生活小心翼翼，好不容易盼到春节，心理上容易放松警惕，放宽对自己的管理，易导致慢性肾脏病的复发或加重。春节过后，就诊的人数会明显增多，而慢性肾脏病患者病情加重或反复的原因，多数和春节期间不当的生活习惯有关。那肾脏病患者应该怎样做，才能欢乐过节而不留隐患呢？北京中医医院肾病科推出春节特刊，教你如何做好春节防护，平平稳稳过大年。

一、清淡饮食莫贪杯

随着人们生活水平的提高，虽然很多山珍海味未必过年才能吃到，但过年期间，亲友相聚比平时频繁，少不了吃吃喝喝，推杯换盏，聊至兴处，甚至一醉方休。若禁不起诱惑，或是受不住劝说，难免放纵自己，造成"酒肉穿肠过，毒素体内留"的不良后果。在这里要提醒大家，春节期间要继续严格的饮食管理，对自己的身体负责，进食以七八分饱为度，饮食要清淡，尽量减少高蛋白食物（肉类）、高热量食物（饮料、点心、糖果）、高嘌呤食物（海鲜）、高钠食物（炒花生、炒瓜子）等的摄入，尤其避免过量饮酒、吸烟，以免增加肾脏的负担。

二、早睡早起少憋尿

过年期间，不少人有"除夕守岁"的习惯，或者亲朋相聚通宵娱乐，桌牌、麻将不亦乐乎。但对于广大肾脏病患者来说，"除夕守岁"、熬夜娱乐算得上是"奢侈"活动。熬夜对肾脏的危害巨大。在中医传统的养生体系中，脏腑十二经络有其昼夜循行的规律，夜晚 11：00 ～ 1：00 为子时，此时为胆经循行的时间，胆为阳木，应春生之气，故一身阳气萌生于此，人体此时应当已经进入睡眠状态，方能守护好初生之阳，第 2 天才能有好的精神。从西医的角度来讲，熬夜破坏了人体的正常生理周期，会引起神经、内分泌、免疫等多个系统的紊乱，导致血压、血糖不稳定，加重肾脏负担。

此外，过年期间，一忙起来，很多朋友就忘了喝水，或者为了"节约"时间而选择憋尿，这些不好的生活习惯会给肾脏造成负担，所以再忙也要把身体放在第 1 位。

三、防寒保暖免劳累

春节期间走亲访友必不可少，而且好多家庭有过年大扫除的习惯。但是对慢性肾脏病患者来说，一定要注意休息，尽量减少人多嘈杂的外出活动，春节期间气候比较寒冷，外出尤其要注意防寒保暖，避免感冒。做家务要量力而行，避免过度劳累。

四、规律服药不迷信

有不少患者认为在春节期间，尤其是大年三十、初一吃药不吉利，认为少吃几天药关系不大，因此自作主张停服药物，这个万万不可！特别提醒大剂量服用激素的患者，一天也不可以停药。对于有高血压、糖尿病、冠心病的肾脏病患者，很多药物需要定期按时服用，停服或者漏服会造成血压、血糖难以控制，加重肾脏损伤，严重的情况还会危及生命。所以一定要按照医嘱服药，不可擅自停药。

五、病情监测不可少

在阖家欢乐、团圆美满的时刻，提醒广大肾脏病患者仍要做好病情的监测。一旦发现身体不适，一定要及时就医，不可讳疾忌医，延误病情，或自作主张，乱服药物。你的健康，是全家最大的财富。（王梦迪）

为什么要"春捂"，捂哪里

春分之后，乍暖还寒，最容易感冒。对于老年人或有肾脏病、慢性阻塞性肺疾病等基础病的患者来讲，稍有起居不慎，就容易得风寒感冒，导致基础病的加重，可能让多年的治疗毁于一旦，甚至危及生命。所以古人讲"春捂秋冻"，是有一定道理的。

一、为什么要"春捂"

《黄帝内经》讲"春夏养阳"，养的就是身体的阳气，阳气可以干吗呢？阳气（卫气）可以"温分肉，充皮肤，肥腠理，司开合"，可见阳气是人体防御外邪的有力武器。阳气足，人体的新陈代谢才能正常进行，生命才能有序运转。

二、"春捂"究竟应该捂哪里

毋庸置疑，"春捂"应该捂阳气比较集中的地方，如神阙、关元、气海等穴位。神阙位于肚脐正中，关元位于脐下 3 寸处，气海位于脐下 1.5 寸，这 3 个穴位均有培元固本、补益下焦之功。露脐装真的不适宜春捂。此外，还需要捂一些容易伤阳气的地方，如大椎、三阴交，这就提示我们走路不要老是低头玩手机，女孩在天气变冷的时候尽量穿长裤。

大椎取穴时，正坐低头，该穴位于人体的颈部下端，第 7 颈椎棘突下凹陷处。本穴为手足三阳经的阳气及督脉的阳气会合而成，故为手足三阳及督脉之会。三阴交在内踝尖上直上 3 寸，足部三条阴经中的气血物质都在本穴交会。

"春捂"的意义就在于我们要顺应自然界的天气变化，做到天人合一，合理着装、起居，提高我们的自身免疫力，起到防病保健的效果。（申子龙）

清明时节话养生，重在保肝护阳气

清明为二十四节气之一，也是我国传统重大祭祀节日，兼具自然与人文两大内涵。《历书》中记载："春分后十五日，斗指丁，为清明，时万物皆洁齐而清明，盖时当气清景明，万物皆显，因此得名。"时至清明，春暖花开，万物生长，自然界阳气逐渐生发，《黄帝内经》记载："人与天地相参也，与日月相应也。"肝与春季相应，因此清明时节的养生应该顺应自然界气候的变化，重视保肝护阳气。

一、调畅情志保肝胆

清明时节，祭祖扫墓是中华民族传承孝道美德的体现，但是难免触景生情，悲伤落泪，因此要注意适可而止，哀而不伤，文明祭扫。中医认为，肝主调畅情志，疏泄气机，与春季相通，过度悲伤，会导致气机郁滞，气血不和。金元四大家之一的朱丹溪就曾指出："气血冲和，万病不生，一有怫郁，诸病生焉。故人身诸病，多生于郁。"大家可以多做扩胸运动，舒畅气机，也可以做八段锦第一式，双手托天理三焦。代茶饮推荐三花茶，即月季花 10g，玫瑰花 10g，白菊花 10g，功效：疏肝理气，养肝明目。

二、防寒保暖护阳气

清明时节，虽然天气逐渐回暖，但昼夜温差较大，此外气候尚不稳定，乍暖还寒，西北部地区有时还会下雪，要根据天气情况增减衣服，不要过早地穿短袖、露膝盖。古人有"春夏养阳""春捂秋冻"之说，意思就是说这个时候要重视保护自己的阳气，避免阳气亏虚，正气不足，给外邪以可乘之机。在流感流行期间，大家更要注意固护自己的正气，做好戴口罩、勤洗手等防护措施，正如《黄帝内经》所言："正气存内，邪不可干，避其毒气。"

三、健康饮食送平安

寒食节与清明节毗邻，许多餐厅都推出了"清明寒食"，但并不是每个人都适合食用。脾胃虚寒的人群食用凉食后会伤及脾胃阳气，会出现腹痛、腹泻、脘腹胀满。糖尿病群体更需要注意，寒食小吃，如青团，会导致血糖明显升高，加重病情。正确的饮食之道，早在《黄帝内经》就提出了："五谷为养，五果为助，五畜为益，五菜为充。"不挑食，不过食，喜欢吃的不多吃，不喜欢吃的也动动筷子。对于有慢性肾脏病、糖尿病等基础病的患者，应该在医师指导下制定饮食方案。（申子龙）

惊蛰养生，真需要服用安宫牛黄丸吗

又是一年惊蛰时，关于惊蛰养生要服用安宫牛黄丸的文章、小视频，层出不穷，有些甚至出自医学专业人士，他们认为"惊蛰节气前服用安宫牛黄丸能够预防心脑血管病、提高免疫力"。为了以正视听，大家一起来深入学习一下安宫牛黄丸，以免上当受骗。

安宫牛黄丸与紫雪丹、至宝丹并称温病三宝，出自清代医家吴鞠通的《温病条辨》，原文："太阴温病……神昏谵语者，清宫汤主之，牛黄丸、紫雪丹、局方至宝丹亦主之"，由牛黄、郁金、犀角、黄连、朱砂、梅片、麝香、珍珠、山栀子、雄黄、金箔衣、黄芩组成。主治热邪内陷心包证，症见高热烦躁，神昏谵语，舌红，苔黄燥，脉数有力，也可以治疗中风急性期热闭心包证，具有清热解毒、开窍醒神的功效。

由上可见，安宫牛黄丸是热病急救用药，并不是预防用药，更不是保健品，起不到预防中风的作用。误用此药，不仅损失钱财，更会造成人体伤害。

惊蛰节气是人体阳气升发的关键时刻，此时应该护阳、养阳，正如《黄帝内经》所言"春夏养阳"。安宫牛黄丸由一派寒凉之品组成，误服此药，可导致心阳、脾阳、肾阳受损，出现心慌、胸闷、腹痛、腹泻、畏寒肢冷等情况。

此外，安宫牛黄丸中含有的朱砂（主要成分为硫化汞）和雄黄（主要成分是二硫化二砷）均有一定毒性，中病即止，不可久服。（申子龙）

芒种时节，分清体质好养生

芒种是夏天的第 3 个节气。关于"芒种"之意，据《月令·七十二候集解》言："五月节，谓有芒之种谷可稼种矣。"此时，大麦、小麦等有芒作物成熟，稻谷等也开始播种，故又称"忙种"。

芒种时节，气温升高，北方艳阳高照，阳气较盛；南方闷热，热蒸湿动，湿热较盛。所以养生也要因地制宜，还需要分清体质养生。

阳明胃热体质多壮实，胃口佳，喜欢吃辛辣刺激、煎炸烧烤食物，容易出现口臭、大便干等表现。芒种时节要预防"上火"，可以多吃一些清泄胃热的食材，如芹菜、苦瓜、莴笋等蔬菜。也可以用栀子代茶饮。

太阴脾虚体质人群，多形体肥胖，芒种时节容易内生湿热，所以要注意少喝冷饮、吃甜食，可以多吃一些健脾祛湿的食材，如生薏苡仁、白扁豆、赤小豆等。

少阴肾虚体质人群，多形体消瘦，芒种时节多见阴虚阳亢证，出现心烦失眠、健忘、视物模糊等。所以要注意不要熬夜，可以多吃一些养阴清热食材，如百合、银耳、桑椹、梨等。也可以用枸杞子、菊花代茶饮。

少阳气郁体质人群，多愁善感，爱生闷气，芒种时节容易气郁夹湿热。应该多参加体育活动，劳逸得当，可以多吃一些疏肝理气的食物，如黄花菜、花菜等。也可以用玫瑰花、月季花代茶饮。

厥阴肝旺体质人群，急躁易怒，芒种时节容易着急上火，口干口苦，血压升高。因此要修身养性，调节好自己的情绪，可以口服代茶饮清肝泻火，如夏枯草、桑叶、菊花。（申子龙）

杨絮、柳絮纷飞总过敏，中医有什么招

春夏之交，生机盎然，百花齐放，绿树成荫，本是踏春赏花出游的好时节，可是杨树、柳树把新孕育的"宝宝们"随风放飞，杨絮、柳絮漫天狂舞，使得好多过敏体质人群"旧病复发"。如过敏性鼻炎、哮喘、荨麻疹、湿疹等复发，甚至影响正常工作、生活；而服用抗过敏药，又有嗜睡、头痛、困倦乏力等不适，那么我们该如何应对？

一、飞絮过敏日常防护

易感人群（过敏性鼻炎、哮喘等患者）减少在杨柳飞絮较多的区域活动，尤其是种植杨树、柳树较多的公园，外出时携带密封性较好的口罩、帽子、外套、墨镜。上班外出时关好门窗，有条件可安装室内空气净化装置，外出归来时及时清洗面部以及接触飞絮的部位。不要把衣物、被褥放在室外晾晒，以免沾染飞絮。

代茶饮：乌梅茶。组成：乌梅、蜂蜜。乌梅小火熬制 30 ～

40 分钟，临饮用前调入蜂蜜。《药性赋》认为乌梅味酸，性温、平，无毒，可升可降。其用有二：收肺气除烦止渴，主泄痢调胃和中。临床常应用于呼吸系统及消化系统病症。有学者研究乌梅丸治疗哮喘，取得较好疗效。现代药理研究乌梅具有脱敏作用，有较广泛的抗菌作用。乌梅代茶饮可预防接触飞絮产生的过敏反应。

二、治疗飞絮过敏常用方剂

1. 过敏煎

过敏煎由著名中医学家祝谌予教授创制。组成：防风、银柴胡、乌梅、五味子。方中银柴胡味甘、苦，性凉，清退虚热；防风味辛、甘，性温，祛风胜湿，内外风均治；乌梅味酸，性平，收敛生津；五味子味酸，性温，敛肺生津。四药配合，寒热共济，散收并举，加减应用，对过敏性鼻炎、咳嗽变异性哮喘等呼吸系统病症有良效。

2. 五皮五藤饮

五皮五藤饮是北京中医医院已故皮科专家赵炳南的经验方。组成：牡丹皮、白鲜皮、海桐皮、地骨皮、桑白皮、海风藤、天仙藤、夜交藤、双钩藤、青风藤。方中，五皮行皮表，凉血解毒通络脉；五藤祛风通经脉，经通则气血行。张炳厚教授常用此方加减治疗过敏性皮肤病证，收到较好效果。（申子龙）

立夏时节话养生

立夏是夏天的第一个节气，代表着夏天的到来。此时，气温逐渐升高，降雨量也会明显增多，那立夏养生饮食起居需要注意什么呢?

一、饮食养生

夏季阳气逐渐旺盛,人与自然相统一,人体的阳气也处于渐盛的阶段。因此,饮食需要注意清淡,少吃辛辣刺激食物,以免阳气亢盛出现上火的表现,如牙痛、口腔溃疡、口臭等,可以食用芹菜、西红柿等食材。清代医家王孟英在《随息居饮食谱》指出:"芹,甘凉清胃,涤热祛风,利口齿、咽喉、头目。"西红柿甘酸,微寒,生津止渴,健胃消食,家常菜可以做西芹百合、西红柿炒鸡蛋等。此外需注意,虽然立夏节气天气已经炎热,但不可过食寒凉,以免伤及人体阳气。

二、起居养生

《黄帝内经》指出:"夏三月,此谓蕃秀,天地气交,万物华实,夜卧早起,无厌于日。"因此夏季起居要注意晚睡早起,顺应阳气的变化,但是也不要熬夜,保证晚上11点左右可以休息,这样第二天才能精力充沛。此外,立夏之际,雨水较多,气温变化较大,最容易感冒,对于老年人或有肾脏病、慢性阻塞性肺疾病等基础病的患者来讲,可导致病情加重,因此要继续做好"春捂",捂阳气比较集中的地方,如神阙、关元、气海等穴。这三个穴位均有培元固本、补益下焦之功。

三、运动养生

立夏运动养生,应根据年龄、个人体质来选择不同的运动方式。总体来说,不建议大家剧烈运动,一方面劳伤筋骨,另一方面剧烈运动大汗之后会伤津耗气。中医认为,夏季与心相通,汗为心之液，大量出汗会导致心气涣散，出现乏力、气短、心慌、注意力不集中等症状。所以建议老年人选择八段锦、太极拳或散步的方式进行锻炼身体；年轻人及中年人可以选择爬山、游泳、跑步等运动。

四、情志养生

立夏情志养生，重在调心，戒怒戒躁，不卑不亢，保持神清气和、心情舒畅，切忌大喜大悲，使气机宣畅，通泄自如，以免伤心、伤身、伤神。急躁易怒的朋友可以口服夏桑菊茶：夏枯草10g，桑叶10g，菊花10g，代茶饮。（申子龙）

夏季养生，不忘滋阴补肾

《黄帝内经》中有"春夏养阳，秋冬养阴"一说，对于每个熟悉中医养生的人来说，都不陌生。这句话讲的是，春夏不可过用寒凉，以免伤及人体阳气；秋冬之际，不可过用温补，以防损及人体阴液。但实际上，夏季炎热，更容易耗伤阴液，因此养生也要重视滋阴补肾。

一、为什么说夏季要重视滋阴补肾

夏至之后，天气炎热，人体汗出较多，马上迎来的三伏天更是高温酷暑，暑热的致病特点为伤阴耗气，多表现为口干口渴，干咳，喜冷饮，小便色黄、量少，倦怠乏力等。肾阴是人体阴液阴精之本，五脏之阴皆以肾阴为根基。因此，夏季如果起居饮食失于调护，感受暑热之邪，就会伤及胃阴、肺阴，进而伤及肾阴。

二、夏季该如何滋阴补肾养生

首先，生活起居方面。不要熬夜；注意防暑降温，避免高温天气长时间在户外活动，如果工作需要，一定要做好防晒准备，如携带防晒衣、太阳伞等；多饮水，不可过用寒凉，茶饮以绿茶为宜，也可以喝白茶、花茶，不主张饮偏于温性的红茶。

其次，饮食方面。应该适当多吃一些清淡的、性凉的、有滋阴补肾作用的食物，如瘦猪肉、猪皮、鸭肉、驴肉、燕窝、绿豆、冬瓜、芝麻、绿豆、藕、大白菜、黑木耳、银耳、豆腐、甘蔗、桃子、桑椹、山药、荸荠、西瓜、黄瓜、百合、山药等。

最后，应该尽量少吃辛辣的、性偏温热的食物，如羊肉、狗肉、鹿肉、韭菜、椒、桂皮、茴香、葱、姜、辣椒、葵花子等性温燥烈之品。应忌食肥甘厚味，忌食辛辣、煎炸、烧烤食物。因为辛辣、煎炸、油炸、烧烤之类容易生内热，进一步伤阴耗气。

三、向大家推荐几款滋阴补肾的代茶饮及药膳

石斛代茶饮：铁皮石斛 15g，开水冲泡，或水煎煮，代茶频饮。功能：养阴生津，养胃。适合肾阴虚、胃阴虚证，表现为咽干、胃脘不适、舌红少苔者。

桑椹茶：桑椹 15g，乌梅 9g，冰糖少量，清水煎煮，取汤饮用。功能：养阴，生津，止渴。适合阴虚津伤证，表现为咽干口渴者。

杞菊桑叶茶：枸杞子 15g，菊花 12g，桑叶 15g，冰糖少许，同煎煮，代茶频饮。功能：养阴补肾，清肝明目。适合阴虚兼有肝火旺证，表现为视物模糊、急躁易怒者。

西洋参麦冬茶：西洋参 3g（切片或研细面），麦门冬 9g，加冰糖少许，煎煮，或开水冲泡，代茶频饮。功能：益气养阴。适合气阴两虚证，表现为气短乏力，口干口渴者。

冰糖燕窝：燕窝50g，冰糖15g，洗净后清水炖煮，即可食用。功能：滋阴润肺，养容养颜。适合阴虚咽干者。

百合银耳莲子羹：百合30g，银耳50g，莲子15g，文火久炖，冰糖少许调味。功能：滋阴、养心、安神。适合心肾阴虚证，表现为咽干、心烦、睡眠不好者。

沙参麦冬酸梅汤：沙参10g，麦冬10g，乌梅15g，或适当加用冰糖、蜂蜜适量，水煎煮，代茶频饮。功能：养阴润肺，敛肺止咳。适合肺胃阴虚证，表现为口干口渴、干咳者。

注：糖尿病患者食用时不可加冰糖，有慢性肾脏病、高血压等慢性病的患者在医师指导下辨证用膳。（赵文景、申子龙）

酷暑难耐，肾脏病患者怎么过

2022年8月华北地区持续高温，中央气象台已经连续23天发布高温预警，有关热射病的文章更是刷遍了朋友圈。有学者将气温上升和热应激状态导致的肾脏病称为热应激性肾病。特别是存在重体力劳动、阳光直射下工作、工作时间长、缺乏休息和缺少饮水等高危因素人群，容易受到热应激和脱水的影响，从而损伤肾功能。对于已经患有慢性肾脏病的患者，炎热夏季，如果防护不当，更易导致肾脏病急性加重。下面我们谈谈暑邪致病的特点以及应对措施。

一、暑邪致病特点如下

1. 暑性炎热，容易伤津耗气

《黄帝内经》讲："因于暑，汗，烦则喘喝，静则多言。"意思是暑邪致病后，暑热邪气迫津外泄可出现大汗；热扰心神，可见心烦气躁；津液大亏，可见烦渴多饮，饮水不解；暑热耗气，故可见懒言少气，情绪低落。

2. 暑邪致病易兼夹湿邪

夏暑之际，暑热蒸腾，阴雨间断，再加贪凉饮冷，所以暑邪很容易兼夹湿邪致病。表现为高热，汗出不解，周身困重，昏昏欲睡，食欲较差，大便黏滞不爽，舌苔黄腻。

二、预防中暑应对措施

1.高温天气尽量避免外出，或可选择早起出行，室内空调25℃左右，不宜太低，否则往返于室内、室外，冷热交替，容易感冒。

2.慢性肾脏病患者多有下肢水肿等情况，应控制入液量，但因为暑热较甚，汗出较多，所以要适当饮水，避免脱水，同时注意不要喝冷饮。

3.清淡饮食，拒绝啤酒、烧烤等高蛋白、高嘌呤饮食，严格执行低盐、低脂、优质低蛋白饮食，适当增加蔬菜的摄入。

4.暑性升散，容易扰乱心神，使得人们心浮气躁，注意调节情绪，可做扩胸运动，宽胸理气。

5.常备防暑小方

（1）清暑保肾茶

处方：黄菊花10g，乌梅10g，藿香6g。功效：清热生津，化湿解暑。适用人群：高温、高热环境下工作的慢性肾脏病患者。使用方法：将3味药放入杯中，加入300mL开水，加盖闷泡30分钟，代茶饮。

（2）祛湿保肾茶

处方：白茅根10g，芦根10g，藿香6g。功效：清热利湿，化湿解暑。适用人群：在空调环境工作，痰湿体质的慢性肾脏病

患者。使用方法：将 3 味药放入杯中，加入 300mL 开水，加盖闷泡 30 分钟，代茶饮。（申子龙）

暑伏外出防泌感

暑天，下几场雨之后，连续高温蒸晒难忍，加上湿热闷郁不散，一出门就像进了桑拿屋、汗蒸室。

患泌尿系感染的患者，有的坐在旅途返程车上，就开始发作尿频、尿急、尿痛，尿路刺激征折磨得患者异常痛苦，没办法只能下车就近买药服用，回到家直接就奔医院来了。高高兴兴外出避暑旅游，怎么就患上泌尿系感染了呢？三伏天属于长夏季节，五行属土，五方属中央，五气属湿，五脏属脾。长夏最是闷热潮湿，人体也容易被湿邪侵袭。中医认为泌尿系感染多属于湿热致病。外出旅游少不了疲惫，不管上山还是下海，除了舟车劳顿，还要各个景点插小旗子，没点体力真不行。再加上三伏天，不动都出汗，更何况还要赶路观景呢。泌尿系感染最容易在机体免疫力低下时乘虚而入。旅游外出不由人，坐在车上时间长，再加上景点人多排队上厕所，游人喝水少、憋尿的情形是司空见惯的，这恰恰也给泌尿系感染提供了可乘之机。

远方和美食都不能辜负，于是各地煎、炒、烹、炸的特色小吃，全都照单收进了肚里，口腹之欲得到了满足，谁还顾得上脾和胃呢。可怜的脾胃要把熟悉的、不熟悉的，喜欢的、不喜欢的，全部搅拌消化吸收，脾胃强健的不在话下，脾胃虚弱的便不堪重负，只留下一片狼藉，任凭湿热积聚而无能为力。泌尿系感染也是因为脾胃运化无力遗留的后患之一。

那么，暑伏外出如何预防泌尿系感染？

一、一定要多喝水

喝水也是有讲究的，最要不得的是，出一身大汗，"咕咚咕咚"喝冰水，一时觉得爽了，但却伤害了脾胃。建议小口频饮，既解了口渴，也能有效减少如厕。绿茶是夏季清凉饮品，姜枣茶也是不错的选择。

二、多选用养阴补气食品

外出旅游耗体力，必须吃好喝好。要注意清淡饮食，多吃水果蔬菜，建议多选用黄瓜、冬瓜、苦瓜、丝瓜等瓜果类，解暑清热还可以利尿。当然，不能生吃太凉的瓜果。天气炎热出汗多，易耗气伤阴，注意多选用养阴补气食品，如莲藕、木耳、大枣等。

三、保存体力

千万不能太疲惫，根据身体状况量力而行。暑伏天午睡一会儿很有必要，有利于气血平衡。大中午最热、太阳最毒时，少在太阳下活动，不得已时也要注意防晒，建议身边常备防晒神器，如太阳镜、防晒霜、遮阳伞、太阳帽等。

此外，夏季旅游出汗的时候，空调使用不要过度。有泌尿系感染病史的旅友们，出发前备些常用药品，一旦有症状不至于措手不及。（孙明霞）

天凉好个秋，养生知多少

俗话说，"一场秋雨一场寒，三场秋雨不穿单"。进入秋季，大家明显感觉到昼夜温差逐步加大，有的人开始"贴秋膘"，有的人则感冒、咳嗽，老往医院跑。那如何做好秋季养生，健康生活呢？下面我们一起谈谈。

一、如何理解"秋季养收，冬季养藏"

春生、夏长、秋收、冬藏是自然界的发展规律，阴阳二气的消长变化形成了四季气候的春温、夏热、秋凉、冬寒。"秋季养收，冬季养藏"意味着自然界中阳气逐渐下降，阴气逐渐上升，气温进一步降低。"秋季养收"重在一个"收"字，因为气温逐渐下降，人体的阳气容易受损，所以要固护自身的阳气，使得精气内守。此外，进入秋季，天高气爽，空气干燥，容易感受"燥邪"，伤及阴液，出现口鼻干燥、皮肤干燥等，所以中医又有"秋季养阴"一说。实际上，不管是"秋季养收"，还是"秋季养阴"，都是一个能量蓄积的过程，以应对寒冬的到来。

二、初秋时节容易患哪些疾病？日常生活中如何防范

1. 感冒咳嗽

感冒咳嗽是初秋时节最容易患的一类疾病。由于大家已经适应了夏天的生活方式，短袖、短裤、冷饮、冰激凌，到了初秋时节，特别是处暑节气以后，昼夜温差加大，不及时添衣，人们很容易受寒，而出现感冒咳嗽，即中医讲的"形寒饮冷则伤肺"。因此需要注意根据天气变化增减衣服，防寒保暖。

2. 过敏性鼻炎

过敏性鼻炎最容易在换季时节复发。如早起出门上班遇到冷空气，就会鼻塞、流涕、打喷嚏，对于上班说话多的小伙伴来讲，简直是太痛苦了，一把鼻涕，一把泪。日常生活中需要注意头部防护，如出门戴口罩、帽子。同时可以经常点按迎香穴通利

鼻窍。迎香穴的位置很好找，就在鼻翼两侧，鼻唇沟处。

3. 皮肤干燥

对于干性皮肤的人群来说，秋季皮肤干燥尤为明显，甚至脱屑，没有光泽，毛孔增大，非常影响美观，有的人还会有口鼻干燥、干咳、大便干燥等症状。在生活中，我们可以抹点润肤的硅霜，吃一些百合、梨、藕根等具有养阴生津的食物。另外，口鼻干燥难耐，可以试试中医二根汤。有一位糖尿病患者，血糖、血压各方面控制得都挺好的，但有一个突出表现就是口鼻干燥，鼻腔尤甚，每年到了秋天就加重，用了好多中西药效果不佳，长达10余年。服用了二根汤（芦根30g，白茅根60g），复诊时，患者说口鼻干燥明显缓解。二根汤由芦根、白茅根组成，二者都可以清肺热，生津液，清热利尿。此外，芦根还可以清胃热，白茅根凉血止血，二者合用是清肺胃燥热、生津液的绝妙配伍。

4. 悲秋综合征

"自古逢秋悲寂寥"，秋风萧瑟，让人不由得发出"人生若只如初见，何事秋风悲画扇"的感慨。其具体原因在于，从五行学说来讲，秋天属金，而"七情"之悲也属于金，二者相通，故人们常常在秋天产生一些悲伤情绪。悲秋综合征在少阳体质人群中最多见。少阳体质多愁善感，爱生闷气，善太息，我们称之为"林黛玉"体质。建议大家可以喊仨俩好友，登高出游，高歌一曲，开阔胸怀；听一些节奏欢快的音乐，疏肝解郁，以缓秋天的肃杀之气；也可以参加一些体育运动，如跑步、打羽毛球等，但切忌运动过度。

5. 慢性肾脏病加重

立秋以来，门诊的肾脏病患者数量明显增加。对于气温的下降，肾脏病患者尤其敏感，"伤寒专打下虚人"。慢性肾脏病患者因抵抗力下降，更易患流感；服用激素、免疫抑制剂的患者，情况更是不容乐观，常常出现肾脏病急性加重，甚至危及生命。中医经典理论著作《黄帝内经》早已提出其防治原则："正气存内，邪不可干，避其毒气。""正气存内"强调维护自身正气的重要性，提高自身免疫力；"避其毒气"指出尽量避免接触流感患者。注意防寒保暖，避免着风受凉，适当运动，增强体质，选择低盐、低脂、低优质蛋白饮食。

三、秋季养生注意事项

1. 早睡早起，保证充足睡眠

进入秋季，起居作息应做相应调整，以适应自然界的气候变化。《黄帝内经》指出："秋三月，此谓容平，天气以急，地气以明，早卧早起，与鸡俱兴。"因此，起居作息方面要特别注重，积极调整睡眠时间，不要熬夜，保证睡眠质量，早睡顺应阳气之收，早起使肺气得以舒展，以防收敛太过。同时避免睡觉时受寒，添加被褥，适应节气的变化。

2. 饮食须注意养阴增液

秋季容易产生"秋燥"，伤及阴液，可以多吃一些能润燥养阴的食物，如蜂蜜、甘蔗、梨、百合、银耳等，常用的食谱如百合银耳汤、雪梨汤。少食辛辣食品，如辣椒、生姜、葱等，因为辛辣太过易损伤人体阴津。水果方面，适当食用，不可像夏天一样，一次吃半个西瓜，或拿水果当饭吃。另外，冰箱中存放的水果，取出来后在室内放几个小时再吃，避免太过寒凉，伤及脾胃，出现腹泻、腹痛等情况。如果本身脾胃虚寒，可以把水果煮后食用。

3. 避免过度运动

秋高气爽，微风拂面，按说是比较适合户外运动的，但毕竟气温下降，不可剧烈运动。因为剧烈运动会造成大汗淋漓，致津气耗散，如果这个时候感受风寒，会使毛孔闭塞，汗液不能排出，出现湿疹、黄汗、感冒等，甚至落下风湿病根。此外，工作亦不要过劳，注意劳逸结合。因为秋季人的精气内收，劳累过度也会损伤精气。

4. 调畅情志，保持心情愉快

秋季容易产生悲秋情绪，所以大家要调整好心态，用饱满的热情，积极乐观地生活、工作。饮食方面可以食用黄花菜，其具有解郁安神的功效，白居易曾有诗云："杜康能散闷，萱草解忘忧。"萱草就是黄花菜的全草，黄花菜取的是萱草的花蕾。需要注意，黄花菜不可生食，因为其含有秋水仙碱，可以导致腹泻、腹痛等不良反应。鲜黄花菜的有毒成分在高温60℃时可减弱或消失，食用前，应先将鲜黄花菜用开水焯过，再用清水浸泡2个小时以上，捞出用水洗净后再进行炒食。（申子龙、张正媚）

"贴秋膘"，莫跟风，
因人制宜更重要

秋天到，民间素有"贴秋膘"之说，大家都开始着手进补。但实际上并非人人都需要"贴秋膘"，有的人还会有"虚不受补"的情况，出现口腔溃疡、咽喉肿痛、腹胀便秘等不适。正如清代医家陈士铎在《本草新编》中指出："愈补愈虚者，乃虚不受补，非虚不可补也。"所以"贴秋膘"需要采取个体化的养生保健方法。

一、哪些人不适合"贴秋膘"

中医认为"虚则补之，实则泻之"，可见"贴秋膘"明显适合于虚证人群；而一些营养过剩人群，如肥胖、代谢综合征、2 型糖尿病、高尿酸血症、高脂血症等患者，则不适合进补，如果盲目进补，可能会加重原发病。正如《黄帝内经》指出："其人必数食甘美多而肥也，肥者令人内热，甘者令人中满，故其气上溢，转为消渴。"意思就是说，过食高蛋白、高热量食物，会导致肥胖，进而体内产生内热，表现为口中甜腻、脘腹胀满、大便干结等，长此以往可能导致消渴等疾病的发生。

二、哪些人容易"虚不受补"

"虚不受补"从狭义的角度指脾胃虚弱不能运化补益之品；广义角度指补益之后效果不佳，甚至出现不良反应。以下几类人群容易出现"虚不受补"，需要引起大家的重视。

1. 太阴脾虚之人

太阴脾虚之人脾胃虚弱，消化能力较差，不能有效地吸收营养物质，如果在短时间内进食大量牛肉、羊肉、骨头汤、鸡汤等高热量食物，只会加重脾胃的负担，导致消化不良。临床上经常可以遇到这种情况，如儿童，老年人，长期熬夜加班、饮食不规律人群，有严重基础病的患者。

2. 少阳气滞之人

少阳气滞之人，我们称为"林黛玉人群"，这类人群并非虚证患者，而是因为生活、工作压力大，感情不顺利，导致气机郁滞，身体气血不通畅，经常会表现出虚弱的假象，如倦怠乏力、气短、经常叹气、爱生闷气，这个时候如果误以为身体虚了，而去进补，反而会加重气机郁滞。

3. 阳明湿热之人

阳明湿热之人脾胃有湿热，湿热中阻，气机升降失常，也会出现类似虚证的假象，如身体困重、少气懒言、脘腹痞满、大便黏滞不爽，多见于嗜好饮酒、饮料人群。此类人群也不适合进补，进补会加重湿热。

4. 少阴肾虚之人

少阴肾虚之人按说可以进补，但是如果进补不当，也会出现"虚不受补"的情况。如本来是肾阴虚，进食牛肉、羊肉等大辛大热之品，反而会加重肾阴虚；本来是肾阳虚，进食鸭肉、螃蟹等寒凉之品，会加重肾阳虚。

三、如何正确"贴秋膘"

由上可见，"贴秋膘"并非人人适合，而是应该因人制宜，根据患者体质类型进行辨证施膳。

1. 顾护脾胃

对于太阴脾虚人群，"贴秋膘"要从健脾和胃出发，不一定非要吃大鱼大肉，适合自己的才是最好的。常用药膳有皮蛋瘦肉粥、山药芡实粥、南瓜小米粥等。

2. 养血补肾

畏寒肢冷、腰酸乏力的肾阳虚人群，可以食用当归生姜羊肉汤，养血活血，温阳补肾。

3. 养阴润燥

五心烦热、潮热盗汗的肾阴虚人群，可以食用百合鸭肉汤，清热润燥养阴。

4.先清、理，后进补

阳明湿热之人、少阳气滞之人，如果也想"贴秋膘"，要先清、理，后进补。如阳明湿热之人要先清化湿热，可食用薏米红豆粥，清热利湿；少阳气滞之人要先疏肝理气，可用玫瑰枸杞子茶疏理肝气，养肝明目。使湿热得除、肝气调畅之后，方可进补。

综上所述，"贴秋膘"并非人人适合，而是要因人制宜。健康进补，养成健康的生活方式比盲目"贴秋膘"更为重要！（申子龙、张正媚）

天冷了，尿频怎么办

"秋风起兮白云飞，草木黄落兮雁南归。"天气日渐寒凉，转眼已是霜降。出汗又变得奢侈，尿频却不期而至。

不断有患者前来诉说："随时都在想上厕所。""甚者1小时排尿5～6次，少腹部依然不适。""一不小心就尿失禁。"尿频患者不敢外出，外出先想找厕所。夜间尿频影响睡眠，第2天无精打采。尿频给患者生活、学习、工作带来诸多麻烦不便和尴尬痛苦。尿频患者的苦恼几人能懂？

正常成年人白天排尿4～6次，夜间0～2次，饮水多或气候寒冷时可稍增，老人每日排尿次数略多。若每日排尿次数过多，轻者6～7次，甚则数十次，但排尿总量不变，则为病理性尿频。若尿频仅见于夜间，称为夜尿频多症。

小便的产生依赖于津液的正常生成、输布和排泄，这一过程是由诸多脏腑相互协调、密切配合而完成的。《景岳全书》言："盖水为至阴，故其本在肾；水化于气，故其标在肺；水惟畏土，故其制在脾。"其中尤以肾脏和膀胱为综合调节的首要脏腑。

尿频是一个主观的症状，指小便次数增多，常见于泌尿系感染、泌尿系结石、泌尿系肿瘤、前列腺炎、前列腺增生、妇科炎症、肿物压迫膀胱、寄生虫病、先天发育畸形等。也有不少患者仅有尿频而前来就诊。

尿频患者日常需注意以下几点。

1. 适量饮水，不要憋尿。

2. 排尿要彻底，不要长时间蹲厕。

3. 注意个人卫生，内裤舒适不紧绷。

4. 秋冬补阳，宜早睡晚起。

5. 避免紧张焦虑，保持精神愉悦。

6. 劳逸适度，避免过度劳累。

7. 适当锻炼身体，强身健体。

尿频患者平时可以多食用黑豆、芡实、莲子、山药等药食两用的补肾缩尿食品。（孙明霞）

天冷防感冒

冬天来临，天气干燥，室外寒风凛冽，室内温暖如春，冷暖的交替使得感冒似乎成了"家常便饭"。受冷空气刺激，人的呼吸道抵抗力下降，特别容易感冒。对于正常人来说，感冒了多喝开水，注意休息，一周之内便可痊愈。但是，对于慢性肾脏病患者，感冒可不是一件小事，感冒可诱发肾脏免疫活动，引起血尿、蛋白尿加重，严重者还可出现血肌酐升高。因此，天气寒冷时，请肾脏病患者们把预防感冒牢记在心。

其实，不论任何疾病，都是机体免疫力与致病因素之间相互作用的结果。《黄帝内经·素问》有云："正气存内，邪不可干。""邪之所凑，其气必虚。"正气指人体的功能活动和抗病能力，是身体的守卫，是不得病的根本之所在；邪就是邪气，指致病能力、原因、条件等。人之所以会得病，就是因为身体的正气不足，抗病能力低下，邪气乘虚而入发病。

慢性肾脏病患者久病体虚，更易罹患感冒，正如《灵枢·百病始生》中说："风雨寒热，不得虚，邪不能独伤人。卒然逢疾风暴雨而不病者，盖无虚，故邪不能独伤人。此必因虚邪之风，与其身形，两虚相得，乃客其形。"可见，虽有虚邪贼风，只要人体正气不虚，就不能单独使人发病；只有当人体正气内虚时，贼风邪气才能致病。慢性肾脏病患者久病体质虚弱，若再过度疲劳，睡眠不足，情志不佳，加之外来寒邪侵袭，更容易罹患感冒。要想不受感冒的困扰，增强与感冒抗争的能力，提高自身"正气"，冬季养生之道就不得不提上日程。

第一，冬季宜早睡晚起，保证充足的睡眠。冬季的三个月，是万物生机闭藏的季节。水面结冰，大地冻裂，所以人不要扰动阳气，宜早睡晚起，一定需等到日光出现再起床。

第二，保证愉快的心情。愉快的心情对于感冒的预防也是有帮助的。平时大家要保持良好的心情，不要让自己压力太大。顺应冬天万物闭藏的规律，保持内心安静。良好的心态对于感冒的预防有着很大的影响。

第三，注意保暖，勤洗手。冬季北方室内外温差大，"要风度不要温度"不适合肾脏病患者。出门应注意保暖，远离严寒之地，靠近温暖之所。减少在公众场合逗留，因为公共场所的人员一般比较复杂，空气流通不畅，所以公共场所是流感病毒传播的温床，肾脏病患者很容易被别人传染感冒。尽量减少在公共场所的逗留时间也不失为预防感冒传染的好办法。当然，外出回家以后，也要及时更衣、勤洗手，预防病从口入。

第四，冷热适宜。有的公共场所、办公室和家里暖气供应过足，温度偏高，肾脏病患者一定要及时减少衣服，不要让腠理大开出汗而使得阳气大量丢失，防止燥热汗出再外出时，吹到冷风乍凉受邪，易导致感冒。夜间卧室的温度也不宜过高，因夜间室温高、被子厚，睡梦中踢被子而受凉感冒的，临床也不少见，适当关掉暖气或调低室内暖气温度，对预防感冒也很重要。

第五，饮食有节。寒冷的冬季，不吃火锅怎么说得过去。火锅可以吃，但是一定注意食不过饱、荤素搭配，千万别忘了"萝卜白菜保平安"。

以上为顺应冬气、养护人体闭藏功能的基本法则。违背这些法则，就会伤害肾气，到了春天还可能导致四肢痿弱逆冷的病症。究其原因，是身体的闭藏功能在冬天未能得到应有的养护，以至于春季供给身体焕发生机的能量不足。（张康）

寒冬腊月，重在护肾养生

寒冬腊月，天寒地冻，北方多个地区出现了大雪，许多慢性肾脏病、心脑血管疾病、慢性阻塞性肺疾病患者的病情常常在这个时候加重，因此需要做好养生防护，尤其要重视护肾养生。那为什么要重视养肾呢？因为肾与冬气相通。冬季养生的关键在于一个"藏"字，正所谓"春生夏长，秋收冬藏"，藏什么？藏精，藏阳气，藏志气，藏的这些都是肾所主，所以冬季护肾养生正当其时。精是人体生命活动的物质基础；五脏六腑的阳气都需要肾阳来温煦；人有志气，才有活力。

那具体如何护肾养生？早在《黄帝内经》就提道："冬三月，此谓闭藏。水冰地坼，勿扰乎阳，早卧晚起，必待日光，使志若伏若匿，若有私意，若已有得，去寒就温，无泄皮肤，使气亟夺，此冬气之应，养藏之道也。逆之则伤肾，春为痿厥，奉生者少。"因此，我们要学习《黄帝内经》的精神，做到以下几方面。

第一，"早卧晚起，必待日光"。早卧晚起对于上班族来讲是一件很难做到的事情，但是我们尽量做到不熬夜，多晒晒太阳。为什么要"必待阳光"？冬季早上天冷，人体血管收缩，对于心脑血管患者来讲，如果晨练太早，可能会诱发急性心肌梗死、急性脑血管病等。这是因为从中医角度来讲，寒邪主凝滞，可以使气血痹阻。

第二，"使志若伏若匿"。保持情绪舒畅，不要闷闷不乐，更不要急躁易怒，可以听听舒缓沉稳的古典音乐、钢琴曲。

第三，"去寒就温，无泄皮肤"。注意防寒保暖，保护阳气，特别是女孩子，重点保护颈部、腹部、下肢、脚踝，这些部位都分布着人体的重要穴位，如大椎、神阙、关元、气海、神阙、足三里、三阴交等，也可以艾灸这些穴位。其中关元、气海是护肾养生的要穴，关元位于脐下 3 寸，气海位于脐下 1.5 寸，注意避免烫伤。

第四，食补补肾，补阳更要养阴。医圣张仲景有一食补好方，书中记载："产后腹中疚痛，当归生姜羊肉汤主之；并治腹中寒疝虚劳不足。"我们可以煲汤喝，用当归 20g，生姜 30g，羊肉 500g。若自觉体寒者，可增加生姜的用量。吃肉喝汤，养血活血，温阳补肾，对于阳虚、血虚人群尤为合适，但肾脏病、高尿酸血症患者避免食用。

另外，冬季养生误区：进补过度。《黄帝内经》又有"秋冬养阴"之说，就是提醒大家在进补温阳之品的时候适可而止。过多摄入补肾温热之品，如羊肉、肉桂、辣椒等，容易耗伤阴液，出现口干舌燥等表现。（申子龙）

流感流行期间，肾脏病患者每日十问

一问热咳

流感的主要表现为发热（腋下体温＞ 37.3℃）、乏力、干咳。

少数患者伴有鼻塞、流涕、咽痛和腹泻等症状。

但是，发热、乏力、干咳都不等同于流感。如出现上述不适，尤其是发热（高热），需要完善血常规、C反应蛋白、胸部CT等检查以进一步明确诊断。中医的精髓便是辨证论治，不建议患者自行随意用药。

二问尿便

肾脏病患者常伴有水肿、喘憋等症状，每天严格记录尿量，结合饮水量、体重变化，可以动态了解自己的水肿变化情况。"肺与大肠相表里"，肾脏病患者常存在便秘、便溏等问题，关注每日大便形状、次数，保证大便通畅，可以有效预防肺失宣降带来的问题。

三问接触

流感的传染源主要是流感患者、无症状感染者。

传播途径：经呼吸道飞沫传播和接触传播是主要的传播途径，气溶胶和消化道等传播途径尚待明确。

潜伏期：1～14天，多为3～7天。

肾脏病患者体质虚弱，易被感染，要尽量做到不接触疫区、不接触可疑人群、不接触高危环境和场所（医院属于高危环境）。

四问防护

出门四件套：口罩、帽子、眼镜、手套。

口罩：医用普通口罩、医用外科口罩、N95型口罩等。正确佩戴口罩，发挥最大的防护功效。

手套：戴上手套，既能保暖，又能隔离病毒污染双手。同时尽量避免用手接触脸、口、鼻、眼等。

眼镜：眼镜、太阳镜、护目镜等均可有效防止结膜感染。

帽子：尽量包裹住头部及头发。

五问清洁

洗手：勤洗手，接触污染环境后，需立即洗手。六步洗手法: "内外夹弓大立腕。"

通风: 空气质量良好时, 2 ～ 3 次 / 天, 每次 20 ～ 30 分钟。

消毒: 采用 75% 浓度酒精、含氯消毒剂、84 消毒液等, 使用方法一定要按说明书指导, 避免危险发生。

六问饮食

清淡饮食。低盐、低脂、低油, 适量肉食, 避免辛辣, 不宜大补, 可口就好。

七问睡眠

规律睡眠 6 ～ 8 小时 / 天, 午睡小憩 30 分钟, 不熬夜、不睡懒觉。良好的生活睡眠习惯, 可有效增强抵抗力, "正气存内, 邪不可干"。

八问心情

特殊时期, 难免焦虑恐慌, 放松心情, 浏览官方信息, 避免谣传误信。调节良好心态, 积极面对流感。

九问运动

流感流行时期, 闭门不出视为上策。为了更好地增强体质, 建议肾脏病患者每日早晚于家中适当锻炼身体, 如打八段锦、太极拳等。参与简单的家务劳作, 如洗碗、做饭、清扫、整理家务等。每日中午晒太阳 15 ～ 30 分钟。

十问治疗

肾脏病患者服用药物较多, 要每日问自己按时服药了吗? 药物还够吗? 何时复诊? 手中有药, 心中不慌。(陈洋子)